Anna Elisabeth Röcker

BACH-BLÜTEN

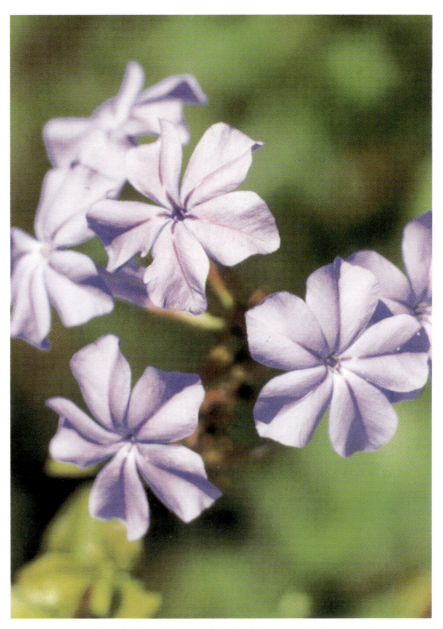

Cerato – eine der »Schlüsselblüten«. Sie gibt Vertrauen in die eigene Intuition

GESUNDHEIT UND NATUR

ANNA ELISABETH RÖCKER

BACH-BLÜTEN

KRANKHEIT ALS
WEISUNG DER SEELE

LUDWIG

Arznei aus der Natur   8

In Pflanzen ruht kosmisches Wissen. Ihre Schwingungen, ihre Kräfte und ihre Energie beeinflussen unsere positiven wie negativen Seiten.

Heilung durch Pflanzen   9
Leben und wirken Edward Bachs   9
So wirken Bach-Blüten   12
Die spirituelle Dimension der Bach-Blüten   16

Die zartrosa gefärbten Blüten der Kirschpflaume, Cherry Plum (Bild links), sind die ersten Vorboten des Frühlings; nur wenig später folgen die weichen Kätzchen der schlanken Zitterpappel, auch Aspen genannt.

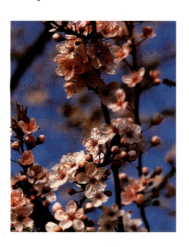
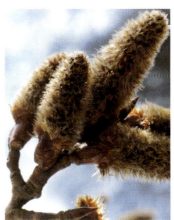

Krankheit –
Weisung der Seele   18

Ein körperliches Leiden ist nicht einfach eine Betriebsstörung einer Maschine, sondern hat einen stark zeichenhaften Charakter. Welcher Teil unseres Körpers woran erkrankt, hat in den meisten Fällen seine Ursachen zumindest teilweise im seelischen Bereich.

Krankheit ist nicht nur ein Störfall   19
Der Mensch und seine Lebensaufgabe   19
Körperliche Erkrankung – eine positive Erfahrung?   21

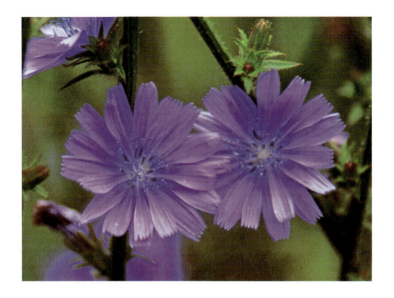

Die Chicory, bei uns als Wegwarte bekannt, mit ihren leuchtendblauen, sternenförmigen Blüten, wurde schon im Mittelalter als Heilpflanze verwendet.

Die Sprache der
Organe 24

Immer läßt sich ein Bezug zwischen erkranktem Körperteil und der Art der zugrundeliegenden psychischen Störung herstellen. Atmung, Verdauung, Haut, Geschlechtsorgane – jeder Bereich des Körpers kann mit bestimmten psychischen Gegebenheiten in Verbindung gebracht werden.

Was die Seele ausdrückt 25

Das Verdauungssystem	29
Das Kreislaufsystem	37
Die Atmungsorgane	40
Der Bewegungsapparat	42
Die Geschlechtsorgane	44
Die Haut	47
Das Nervensystem	48
Das Hormonsystem	50
Das Immunsystem	51

Mit Meditation heilen   54

Intuition, die innere Schau, ist die Fähigkeit, das Wesentliche unmittelbar zu erfassen. Das Wesen eines Menschen zu erkennen – darum geht es beim Finden der richtigen Bach-Blüte.

Die richtige Blüte finden 55

Die Bedeutung der Intuition	55
Vorgehensweise	56
Agrimony · Odermennig	58
Aspen · Zitterpappel	60
Beech · Rotbuche	62
Centaury · Tausendgüldenkraut	64
Cerato · Bleiwurz	66
Cherry Plum · Kirschpflaume	68
Chestnut Bud · Kastanienknospe	70
Chicory · Wegwarte	72
Clematis · Weiße Waldrebe	74
Crab Apple · Holzapfel	76
Elm · Ulme	78
Gentian · Herbstenzian	80
Gorse · Stechginster	82
Heather · Schottisches Heidekraut	84
Holly · Stechpalme	86
Honeysuckle · Geißblatt	88
Hornbeam · Hainbuche	90

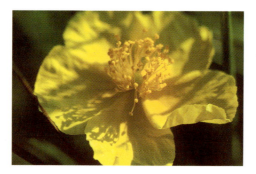

Rock Rose, das gelbe Sonnenröschen, entfaltet seine strahlenden Blüten über die gesamten Sommermonate. Wie auch Cherry Plum wird diese Blüte bei Angstzuständen eingesetzt.

Impatiens · Drüsentragendes Springkraut	92
Larch · Lärche	94
Mimulus · Gefleckte Gauklerblume	96
Mustard · Wilder Senf	98
Oak · Eiche	100
Olive · Olive	102
Pine · Schottische Kiefer	104
Red Chestnut · Rote Kastanie	106
Rock Rose · Gelbes Sonnenröschen	108
Rock Water · Quellwasser	110
Scleranthus · Einjähriger Knäuel	112
Star of Bethlehem · Doldiger Milchstern	114
Sweet Chestnut · Edelkastanie	116
Vervain · Eisenkraut	118
Vine · Weinrebe	120
Walnut · Walnuß	122
Water Violet · Sumpfwasserfeder	124
White Chestnut · Weiße Kastanie	126
Wild Oat · Waldtrespe	128
Wild Rose · Heckenrose	130
Willow · Weide	132

Bachblüten
sinnvoll nutzen   134

Stellen Sie Ihre persönliche Mischung für eine Langzeitbehandlung zusammen und für Notfälle die Rescue-Remedy-Tropfen oder -salben.

Praktische Anwendung   135

Herstellung einer Blütenmischung	135
Einnahme und Anwendungsdauer	136
Notfalltropfen und Notfallsalbe	137
Beispiele aus der Praxis	139
Über dieses Buch	143
Register	144

In Pflanzen, die ja entwicklungsgeschichtlich deutlich älter sind als wir Menschen, ruht kosmisches Wissen. Ihre Schwingungen, ihre Kräfte, ihre Energie wirkt auf uns, beeinflussen unsere positiven wie negativen Seiten. Der englische Arzt Edward Bach begann 1930 mit dem Versuch, diese Wirkungen zu systematisieren und für die Medizin nutzbar zu machen. Um Krankheiten mit Bach-Blüten heilen zu können, müssen wir heausfinden, welche negativen seelisch-psychischen Zustände zu der Krankheit geführt haben, die uns gerade plagt. Diese Suche nach ganzheitlichen Erklärungsmustern für das Verhalten unseres Körpers und unseres Geistes kann uns auf einen Weg bringen, der uns wieder zurück in die Einheit führt.

Arznei
aus der
Natur

Heilung durch Pflanzen

Leben und Wirken Edward Bachs

E. Bach wurde 1886 in einem kleinen Städtchen in der Nähe von Birmingham geboren. Schon als Schuljunge fiel er durch seine Zielstrebigkeit und Willenskraft auf, ebenso wie durch sein stark ausgeprägtes Mitgefühl für alles Leben, für Menschen, Tiere und Pflanzen. Die Begabungen, die sein Leben prägen sollten, zeichneten sich schon sehr früh ab. Dazu gehörte auch sein großes Interesse für die Natur und die heilende Wirkung der Pflanzen. Bereits als Schüler träumte er davon, Arzt zu werden. Sein innigster Wunsch war bereits in jungen Jahren, mithelfen zu können, das Leid der Welt zu lindern. Arzt oder Priester – beide Berufe schienen ihm dazu geeignet, seinen Lebenstraum zu erfüllen.

Schon als Kind interessierte sich E. Bach für die heilenden Kräfte der Natur. Seine Eltern ermöglichten ihm das von ihm so sehr gewünschte Medizinstudium.

Kindheit und Jugend

Da er aber seinem Vater das hohe Schulgeld ersparen wollte, trat er als Lehrling in die Erzgießerei seiner Eltern ein. Kurzfristig wurde er dort auch als Handelsvertreter eingesetzt. Da er „von schwächlicher Konstitution" war und ständig von Krankheiten heimgesucht wurde, beschlossen die Eltern letztlich doch, ihn zum Medizinstudium zu schicken, um damit seinen brennendsten Herzenswunsch zu erfüllen.

Jahre des Erfolgs und des Scheiterns

In kürzester Zeit schloß Bach das Studium der Medizin ab, um seinem Vater nicht zu sehr auf der Tasche zu liegen. Danach arbeitete er in einer Londoner Klinik zunächst als Chirurg. Sein Wissensdurst war unstillbar, er studierte weiter und befaßte sich als Bakteriologe besonders mit der Immunologie, einem Bereich, der heute aktueller ist denn je. Viele Erkenntnisse der modernen Psychoneuroimmunologie hat Bach be-

Arznei aus der Natur

reits in jungen Jahren gewonnen. Er fand heraus, daß die Ursache von chronischen Krankheiten oft in einer gestörten Darmflora liegt und daß bestimmte Persönlichkeitstypen einen besonderen Bezug zu den einzelnen Bakterienstämmen haben. So entwickelte er die sogenannten Bach-Nosoden, aus Krankheitskeimen hergestellte Heilmittel, die heute noch Verwendung finden. Seine Schriften zu diesem Thema waren in Fachkreisen sehr geachtet.

Diese Arbeit führte ihn ganz zwangsläufig zur Homöopathie Samuel Hahnemanns, was ihm eine leitende Tätigkeit im Homöopathischen Hospital in London eintrug. Trotz seines unermüdlichen Studiums und seiner Suche nach wirkungsvolleren Heilmitteln kam er immer wieder an den Punkt, daß er in seinem Kampf gegen die Krankheit fast verzweifelte.

Trotz schwerer Schicksalsschläge ließ sich Bach nicht entmutigen und setzte unermüdlich seine Studien fort.

1917, nachdem seine junge Frau an Diphtherie gestorben war, brach über ihn selbst eine rätselhafte Krankheit herein, die ihn an den Rand des Todes brachte. Nach einer schweren Operation machten ihm seine Kollegen nicht viel Hoffnung und sprachen davon, daß er vielleicht nur noch wenige Monate zu leben habe.

Erkenntnis, Wandlung, Vollendung

Bach überlebte diese Operation 19 Jahre. Seinen Genesungsprozeß verdankt er seinem Forschungs- und Überlebenswillen: „Wenn ich schon nur noch drei Monate zu leben habe, so will ich sie so gut wie möglich nutzen, um im Bemühen um den Menschen ein Stück weiterzukommen." Vom Bett aus setzte er seine Studien fort, kam zum Teil zu völlig neuen Erkenntnissen und war davon so beflügelt, daß er von Tag zu Tag gesünder wurde und sich selbst völlig vergaß. In dieser Zeit kristallisierte sich auch der Leitgedanke seiner späteren Therapie heraus: „Krankheit im materiellen Körper ist immer das Ergebnis des Widerstandes der Persönlichkeit gegen die Weisung der Seele."

Nach seiner Wiedergenesung eröffnete er in London eine eigene Praxis, die er mit großem Erfolg betrieb.

1930 gab er endgültig den „Widerstand gegen die Weisung seiner Seele" auf. Er verkaufte in kürzester Zeit, zum völligen

Die Kraft der Pflanzen

Unverständnis seiner Umgebung, seine Praxis, packte seine Koffer und machte sich auf den Weg nach Wales, in das Land seiner Vorfahren. Eine kleine Anekdote beschreibt, daß er, dort angekommen, in einem Koffer statt der vermuteten medizinischen Geräte nur Schuhe vorfand. Wenn sie nicht wahr ist, ist sie gut erfunden: Er hatte nur scheinbar den falschen Koffer mitgenommen, denn von jetzt an begann seine Wanderschaft. Er machte sich auf den Weg und zog mit Schäfern durch das Land, sprach mit den Menschen der Gegend, lebte mit den Fischern und ließ sich leiten von seinen Sinnen, die ihn hinaus in die Natur führten. Er, der so viele Stunden hinter dem Mikroskop verbracht hatte, nahm jetzt in freier Natur die Energie der Pflanzen mit allen Fasern auf. Schon früh am Morgen war er unterwegs, um mit dem Tau auf verschiedenen Blüten zu experimentieren. Er stellte fest, daß er immer öfter bestimmte negative Seelenzustände erlebte, so lange, bis er eine Blüte gefunden hatte, mit deren Tau er seine Zunge benetzte, um sich wieder völlig gesund und in Harmonie zu fühlen.

Die ersten Blüten

Die ersten drei Blüten, die er auf diese Weise entdeckte, waren Mimulus, Clematis und Impatiens. Nach und nach kamen immer mehr dazu, bis er 38 Blüten gefunden hatte, die er dann in einem Büchlein mit dem Titel „Heile dich selbst" beschrieb. Dieses Buch legte er zunächst seinen Ärztekollegen ans Herz. Es bedarf keiner großen Phantasie, um sich vorzustellen, daß diese nicht besonders begeistert waren. Ja, man hielt ihn gar für verrückt und versuchte, ihm die ärztliche Zulassung zu entziehen. Da Bach aber weit von jedem Standesdünkel entfernt war, konnte ihn diese Androhung nicht schrecken. Er wandte sich nun immer mehr an Laien und ermunterte die Menschen, sich selbst mit ihren Krankheiten und deren Ursachen auseinanderzusetzen. 1936 starb Edward Bach, erst 50jährig, nachdem er alle Blütenessenzen gefunden hatte und sein Werk als abgeschlossen betrachtete. Wenige Tage vor seinem Tod schrieb er eine Mitteilung an seine Freunde, in der er sie bat, sein Werk fortzuführen. Das

Bach suchte den Kontakt mit den Menschen seiner Heimat, experimentierte mit verschiedenen Blüten und entdeckte so die Heilkraft von 38 Pflanzen, die die Grundlage für die Bach-Blütentherapie bilden.

Arznei aus der Natur

zunehmende Interesse an der Bach-Blütentherapie auf der ganzen Welt zeigt, welch ein prophetischer Mensch er war – seiner Zeit in vielem voraus.

So wirken Bach-Blüten

Pflanzliche Wirkstoffe – die Urarznei

Zu allen Zeiten und in allen Kulturen kannte man die Heilkraft der Pflanzen. Sicher beobachteten die Menschen bereits früh kranke Tiere, die sich oft über weite Strecken zu Plätzen schleppten, an denen bestimmte Kräuter wuchsen, mit deren Hilfe sie wieder gesund wurden. Man setzte die Pflanzen bereits in den frühen Kulturen nicht nur frisch oder als Aufguß, sondern auch in Form ätherischer Öle ein. So fand man z. B. bei Ausgrabungen in Ägypten eine Papyrus-rolle aus dem 16. Jahrhundert v. Chr., in der 877 Heilpflanzenrezepte enthalten waren. Auch das angeblich so geheimnisvolle Wissen der weisen Frauen, die es auch in unserer Kultur bis zur grauenhaften Hexenverbrennung durch Teile der christlichen Kirchen gab, war in erster Linie ein ausgeprägtes, aber ganz normales Wissen um die Wirkung von Heilpflanzen. Paracelsus, der große mittelalterliche Arzt, bezeichnete die Pflanze als Urarznei.

Schon die alten Ägypter wußten von der heilenden Wirkung der Pflanzen.

Oder denken wir nur an den immensen Wissensschatz, den die Bücher der Hildegard von Bingen bezüglich der Kräuterheilkunde enthalten. Durch die mittelalterlichen Bilder sind uns auch symbolische Bedeutungen von Pflanzen überliefert, die darauf hinweisen, wie man verschiedene Gewächse mit bestimmten Tugenden oder Eigenschaften des Menschen in Verbindung brachte.

Samuel Hahnemann benutzte bei seinen homöopathischen Heilmitteln nur noch die sozusagen „geistige" Information der Pflanze, um Krankheiten zu heilen bzw. eine „Umstimmung" des ganzen Menschen herbeizuführen.

Letztendlich basiert sogar die heutige Chemie in weiten Teilen auf den Ursubstanzen der Pflanzen, hier allerdings

Kosmisches Wissen

durch Analyse – durch „Zerlegung" – auf ihre einzelnen Wirkstoffe reduziert. Diese künstlich hergestellten Mittel, die zweifellos ihre Bedeutung für die Menschheit haben, lassen aber das Pflanzenwesen in seiner Ganzheit völlig außer acht.

So ist es sehr erfreulich, daß immer mehr Menschen die Heilkräfte der Natur wieder mit einbeziehen möchten, ohne auf die positiven Möglichkeiten des schulmedizinischen Fortschritts zu verzichten.

Der geistige Gehalt der Pflanzen

Die Pflanzenwesen waren bereits vollständig entwickelt, bevor Menschen diesen Planeten bevölkerten. Sie tragen kosmisches Wissen von der Entwicklung dieser Erde in sich. Schon immer wurden sie deshalb in den Religionen als Symbol der höchsten Entfaltung und Entwicklung angesehen, was weit über ihre Bedeutung als Heilpflanze, die der Mensch sich zunutze machen kann, hinausgeht. Denken wir an die Lotusblüte in Hinduismus und Buddhismus, an die Lilie, die uns aus der christlichen Kunst überliefert ist, oder die Rose, die sich die Rosenkreuzer in Verbindung mit dem Kreuz als Symbol gewählt hatten.

Die Pflanze trägt, genau wie jedes andere Lebewesen, die geistige Information ihrer Bestimmung in sich und entwickelt sich danach; eine Rose blüht am Bahndamm genauso schön wie im Schloßgarten, unabhängig davon, wie viele Menschen sie bewundern. Eingebunden in den kosmischen Plan, erfüllt sie ihre Aufgabe: Aus einem Apfelkern wird keine Kastanie, aus einem Gänseblümchen kein Enzian. Bach erkannte in der Pflanze dieses ätherische Wesen, er nannte sie einmal „Engel, die uns in Zeiten der Not hilfreich ihre Hand reichen".

In Bachs Verständnis der Pflanzen zeigt sich eine gewisse Verwandtschaft zu zu dem, was Goethe in seinen Schriften über die Metamorphose der Pflanzen zum Ausdruck gebracht hat: „Jede Pflanze verkündet dir nun die ew'gen Gesetze, jede Blume, sie spricht lauter und lauter mit dir."

Geheimnisvolle Wirkung

Wie die Blüten wirklich wirken – diesem Geheimnis können wir uns nur annähern. Es sind heilende Schwingungen, die sie auf uns übertragen, die Information von Einordnung in das kosmische Geschehen, von unserem Platz im göttlichen Plan. Vielleicht können wir sie vergleichen mit der Wirkung von Musik, die unsere Gefühlszustände ebenfalls verändern kann,

Arznei aus der Natur

ohne daß wir genau beschreiben könnten, wie. Folgerichtig hat Musik in der Heilkunst eine ebenso lange Tradition wie die Pflanzenheilkunde. Oder denken Sie einfach nur an einen langen Spaziergang in der Natur: Sicher haben Sie schon erlebt, wie man ruhiger wird, klarer und sich wieder in der Ordnung fühlt. Wie gesagt, all das sind Annäherungen an das geheimnisvolle Gesetz der Schwingungen, das auf uns wirkt, ob wir es nun verstehen oder nicht.

Die von Edward Bach beschriebenen 38 negativen Seelenzustände könnte man als Schattenbereiche der Seele bezeichnen, die uns den Zugang zur inneren Stimme, zur wahren Weisung der Seele verstellen. So kann es manchmal sein, daß Gefühle, die aus diesen Schattenbereichen kommen, unser Leben regieren, daß wir mehr Haß als Liebe, mehr Groll als Verzeihung empfinden.

Bach-Blüten bei körperlichen Erkrankungen

Seien Sie vorsichtig bei der Selbstbehandlung! Setzen Sie nicht eigenmächtig wichtige Mittel, welcher Art auch immer, ab. Eine schwerere körperliche Erkrankung ist mit Bach-Blüten allein meist nicht – und schon gar nicht durch den Patienten selbst – zu behandeln.

In seinem Buch „Heile dich selbst" spricht Bach davon, daß es nicht auf den Namen der Krankheit ankommt, sondern allein auf den negativen Gemütszustand, der dahintersteckt. D. h., es ist wichtig herauszufinden, wo unser inneres Gleichgewicht gestört ist, zugunsten eines negativen Gefühls oder eines negativen Gemütszustandes.

Nach meiner Erfahrung kann man die Bach-Blüten wunderbar mit jeder anderen Therapie kombinieren oder mit ihnen andere Mittel gar ersetzen, wenn es sich um eine vorübergehende Störung des Gesundheitszustandes handelt. So habe ich z. B. erfahren, daß die ersten Anzeichen eines grippalen Infekts verschwinden, wenn der dahinterliegende negative Gemütszustand, z. B. eine Überforderung oder ein psychisches Problem, gefunden und die richtige Blüte gegeben wird. Schon in mehreren Fällen konnten Schlafmittel abgesetzt werden, nachdem die richtige Blüte für den Seelenzustand, der die Schlaflosigkeit verursacht hatte, gefunden worden war.

Immer wieder werde ich gefragt, ob man Bach-Blüten mit einer homöopathischen Behandlung vereinbaren kann. Aus meiner Sicht kann man das gut, dennoch respektiere ich die

Zwei zentrale Fragen

Auffassung vieler Homöopathen, die nicht möchten, daß ihre Patienten ihre Behandlung mit Bach-Blüten ergänzen. Besprechen Sie das in diesem Fall mit Ihrem Arzt oder Heilpraktiker, und treffen Sie dann die Entscheidung.

Wichtig ist noch, auf den Stellenwert der Bach-Blüten bei schweren Depressionen und psychischen Erkrankungen wie Psychosen oder Schizophrenie einzugehen. Auch hier ist in der Regel nur eine Mitbehandlung angezeigt. Auf keinen Fall sollte man einem seelisch so schwer erkrankten Menschen das Gefühl geben, mit Bach-Blüten könne man – eventuell noch in kurzer Zeit – all seine Probleme lösen. Erfreulich ist aber, daß immer mehr Psychotherapeuten wie auch Ärzte Bach-Blüten ergänzend einsetzen.

Besonders mit Hilfe der Anregungen im Kapitel „Die Sprache der Organe" (siehe Seite 24) können Sie herausfinden, welcher negative Gemütszustand zu Ihrer Krankheit geführt haben könnte.

Wenn Sie eine körperliche Krankheit mit Bach-Blüten behandeln wollen, müssen Sie sich also mit zwei Fragen beschäftigen:

Die Antworten auf die beiden Fragenkomplexe liegen in der Regel nicht sofort auf der Hand. Lassen Sie sich Zeit zum Nachdenken, und versuchen Sie, ehrlich, aber auch liebevoll zu sich selbst zu sein.

- Welcher Seelenzustand könnte zum Ausbruch der Krankheit geführt haben? Bin ich z. B. krank geworden, nachdem ich eine schlechte Nachricht erhalten habe, nachdem der Partner mich verlassen hat, nach dem Verlust des Arbeitsplatzes, nach einer langen Zeit von quälenden Sorgen, die ich hinter einer Maske von Sorglosigkeit versteckt habe? Hatte ich Ärger mit jemandem, bevor ich Magenschmerzen bekam? Habe ich zu lange Zorn und Wut geschluckt und nicht verdaut, bevor mein Darm rebelliert hat?

- Wie gehe ich jetzt, da ich erkrankt bin, mit meiner Krankheit um? Fühle ich mich apathisch und kraftlos, bin ich innerlich verzweifelt und kann es nicht zeigen, glaube ich, daß es für mich keine Rettung mehr gibt? Lehne ich mich auf, bin ich ungeduldig und reizbar und gönne mir für die Genesung keine wirkliche Ruhe?

Arznei aus der Natur

Diese und ähnliche Fragen sollten Sie sich stellen, um herauszufinden, was Ihre eigenen Heilkräfte blockiert. Sie werden durch die Beschäftigung mit beiden Fragengruppen zu einer Blütenmischung kommen, die in Ihrem Fall angezeigt sein kann. Möglicherweise decken sich die Antworten aus der ersten und der zweiten Gruppe. Das könnte der Fall sein, wenn Sie mit Ungeduld und Gereiztheit auf Ihren jetzigen Zustand reagieren und gerade diese negativen Gemütssymptome es auch waren, die mit zum Entstehen Ihrer Krankheit beigetragen haben.

Die andere Möglichkeit ist die, daß der auslösende Gemütszustand und der, den Sie während der Erkrankung zeigen, völlig unterschiedlich sind. So kann z. B. lang andauernder Kummer, den Sie nie gezeigt, sondern hinter einer Maske von Fröhlichkeit verborgen haben, zu Ihrer Erkrankung geführt haben, während bei Ihnen jetzt ein Zustand der totalen Hoffnungslosigkeit vorherrscht. In einem solchen Fall kämen also mehrere Blüten in Betracht.

Die spirituelle Dimension der Bach-Blüten

„Ich glaube, daß wir einen Funken jenes ewigen Lichtes in uns tragen, das im Grunde unseres Seins leuchten muß und das unsere schwachen Sinne nur von Ferne ahnen können. Diesen Funken in uns zur Flamme werden zu lassen und das Göttliche in uns zu verwirklichen ist unsere höchste Pflicht" *(Goethe).*

Die Krisen und Naturkatastrophen, die die Menschheit immer wieder heimsuchen, vor allem aber die immer komplexer werdenden Probleme, mit denen wir in den letzten Jahren konfrontiert werden, machen es notwendig, Wege zu einem neuen Verständnis von „Religion" zu finden, um unser inneres Wachstum zu beschleunigen. Denn, so meint der Mystiker Johannes Tauler (1300–1361), „nur aus der inneren Kraft können äußere Krisen bewältigt werden". Mit dem inneren Wachstum erwachen stärkere Kräfte, neue Fähigkeiten und tiefere Einsichten in die Wirklichkeit. Oft sind es Krankheit und Leid, die uns motivieren, uns auf die Suche nach Werten und tragfähigen Einsichten zu machen.

Die Entscheidung, den Weg nach innen zu gehen, um das äußere Leben besser zu meistern, kann aber auch völlig frei

Die psychische Energie nutzen

und unbeeinflußt getroffen werden. Die einseitige Orientierung nach außen führt in die Sackgasse, beim einzelnen wie in der Gesellschaft. Der Weg nach innen führt notwendigerweise zur „religio", zur Wiederverbindung „mit dem Geist des Lebens", so meint Meister Eckhart (1260–1328), der große mittelalterliche Mystiker. Diese Religion meint immer eine Form von Einheit mit sich und der Welt, die über der Vielfalt der Konfessionen steht.

Schattenseiten erkennen

Bach-Blüten sind nach meiner Erfahrung eine große Hilfe auf diesem Weg. Sie öffnen unser Bewußtsein, sie lassen uns unsere Schattenseiten erkennen, die das Licht nicht durchlassen, die uns verdunkeln. Sie überfluten uns, wie Bach sagt, mit einer höheren Schwingung und beschleunigen damit unsere geistige Entwicklung. Durch das Lösen von Blockaden, wie sie z.B. Haß, Neid und Ängste darstellen, wirken sie befreiend und ermutigend. Es ist also kein Wunder, wenn die Verbreitung der Bach-Blüten in solchem Maße zunimmt: Die steigenden Anforderungen, die die Probleme unserer Zeit an uns stellen, verlangen bewußtere, entwickeltere Menschen.

Wenn wir Zaghaftigkeit, Mutlosigkeit und Depression überwinden, erkennen wir unser wahres Wesen. „Unser wahres Wesen", so sagt Edward Bach, „ist göttlich" – und dies gilt es zu entfalten.

„Bewußtseinsentwicklung ist der Kampf gegen die Schwerkraft", hat mir einer meiner Yogalehrer einmal gesagt. „Schwerkraft" meint hier nicht die physikalische, naturgesetzliche Größe, sondern das Beharren auf alten, bequem gewordenen Denkstrukturen. Immer wieder geben wir unserer Denkfaulheit nach, bleiben in den alten Mustern und Denkmodellen stecken. Das bedeutet vor allem, daß wir andere für unser Leid verantwortlich machen, die Schuld daran auf Gesellschaft und Politiker schieben und unsere eigenen Kräfte zuwenig nutzen. Unsere Passivität begründen wir mit der vermeintlichen Machtlosigkeit des einzelnen.

Edward Bach hat uns mit dem Sieg über seine Krankheit ein ermutigendes Beispiel dafür gegeben, was die psychische Energie, die Glaubenskraft und das Vertrauen in die eigene Lebensaufgabe bewirken können. Die Bach-Blüten können uns helfen, die Macht des Geistes zu erkennen.

Krankheit – Weisung der Seele

Ein körperliches Leiden ist nicht einfach eine Betriebsstörung einer Maschine, sondern hat einen stark zeichenhaften Charakter. Welcher Teil unseres Körpers woran erkrankt, hat in den meisten Fällen seine Ursache zumindest teilweise im seelischen Bereich – dort, wo wir Ängste, Ärger, Ungeduld, Haß oder ähnliche Mißstimmungen nicht bewußt verarbeiten, brechen sie sich in Form körperlicher Störungen Bahn. Insofern können wir Krankheit als Chance begreifen, unser wahres Selbst besser zu erkennen.

Krankheit ist nicht nur ein Störfall

Der Mensch und seine Lebensaufgabe

Alles, was wir tun müssen, ist, unsere Persönlichkeit zu wahren, unser eigenes Leben zu leben, der Kapitän unseres eigenen Schiffes zu sein, und alles wird gut sein." Immer wieder verweist Bach darauf, daß in jedem Menschen wie im Pflanzenkern ein Plan angelegt ist, nach dem er sich entwickelt. Die Voraussetzung ist, daß wir die eigene Persönlichkeit wahren, uns nicht von anderen beeinflussen oder uns ihre Vorstellungen aufdrängen lassen. Jeder Mensch ist einmalig und sollte sich dessen bewußt sein. Auch hier können wir von der Vielfalt der Natur lernen, von den verschiedensten Pflanzenarten, die nebeneinander und miteinander leben.

Daraus ergibt sich einer der obersten Grundsätze im Werk Bachs: Niemals dulden, daß sich ein anderer Mensch in unser Leben einmischt. Und, vielleicht sogar noch wichtiger: Sich niemals in das Leben eines anderen Menschen einmischen. Wenn so etwas passiert, dann sollten wir diese Einmischungen und Unterdrückungen als „nützliche Widersacher" ansehen, die uns lehren können, unseren eigenen Weg zu gehen. Den eigenen inneren Weg zu gehen führt auf keinen Fall zum Egoismus. Ein Mensch, der die Freiheit hat, sich selbst zu leben, zu entfalten, kreativ zu sein, wird diese Freude immer auch ausstrahlen. Aus diesem Gesetz der Nichteinmischung in ein anderes Leben sind weitere, natürliche Grenzen abgeleitet. Das letztendliche Ziel menschlichen Lebens sieht Bach in der Vollkommenheit – nur dazu sind wir auf der Welt, um wieder eins zu werden mit dem Schöpfer und unsere Göttlichkeit zu erkennen.

Nur wenn wir unseren eigenen inneren Weg gehen und uns nicht in das Leben anderer Menschen einmischen, wird sich der göttliche Plan erfüllen.

Krankheit – Weisung der Seele

Bedeutung negativer Seelenzustände

Das Unterdrücken der wahren Bedürfnisse, das Nichtzulassen unserer Wünsche und Sehnsüchte, das Anpassen an die Anforderungen unserer Mitmenschen – das und vieles mehr löst Disharmonie in uns aus. „Es ist an uns selbst, daran zu arbeiten, denn diejenigen, die wir fesseln, werden wiederum versuchen, uns zu versklaven. Um selbst frei zu sein, muß man anderen Freiheit geben."

Nur wenn wir unseren eigenen inneren Weg gehen und uns nicht in das Leben anderer Menschen einmischen, werden wir zu Glück und Vollkommenheit finden.

Je weniger wir aber diese Disharmonie und die dahinterliegende Störung wahrnehmen, um so größer wird der Schatten, der Teil in uns, der nur im dunklen existieren darf. Aber wem fällt es schon leicht anzuerkennen, wie sehr ihn Neid, Gier, Angst oder Kritiksucht beherrscht? Um so mehr werden wir diese Schattenseiten in der Projektion auf den anderen erleben. Wenn wir wirklich frei werden wollen, müssen wir daran arbeiten, uns zu wandeln. Denn, wie C. G. Jung sagt: „Eine bloße Unterdrückung des Schattens ist ebensowenig ein Heilmittel wie die Enthauptung bei Kopfschmerz." Wir sollen also nicht steckenbleiben in der Betrachtung unserer Schwächen und Ängste, sondern mutig vorangehen, um sie in Stärken zu wandeln, um das, was verwunschen ist, zu erlösen.

Aus Schwächen lernen

Die negativen Gemütszustände wie Neid und Mißgunst, Lieblosigkeit und Besitzgier sollen uns darauf hinweisen, daß wir den wahren Weg der Seele verlassen haben und dabei sind, sie zu schädigen oder gar zu zerstören. Letztlich führen diese negativen Seelenzustände immer zu Leid und Krankheit. Die Aufgabe der Blüten ist es, unser Bewußtsein zu öffnen, indem sie uns auf eine höhere Schwingungsebene führen, damit wir diesen Schatten beleuchten und letztlich auch auflösen können. So verstanden sind die Blüten eine Hilfe zur Wandlung und zur Heilwerdung durch Integration unserer Schattenbereiche.

„Jedermann sollte wissen, daß seine Seele eine bestimmte Aufgabe für ihn vorgesehen hat, und solange er diese Aufgabe nicht erfüllt – auch wenn ihm dies gar nicht bewußt ist –, wird er unausweichlich einen Konflikt verursachen, der sich dann

Warnungen des Körpers

notwendigerweise in Gestalt körperlicher Störungen nieder-schlägt." So sah Edward Bach den Zusammenhang zwischen seelischem Befinden und körperlicher Erkrankung. An anderer Stelle sagt er: „Das Schicksal mahnt uns erst leise, dann immer lauter."

Körperliche Erkrankung – eine positive Erfahrung?

Die Seele greift also, wenn erste Signale nichts fruchten, zu immer drastischeren Mitteln, um uns auf den richtigen Weg zurückzuführen. So kann man auch Bachs Aussage verstehen, „daß Krankheit an sich hilfreich ist". Ohne das Verständnis seines gesamten Werks und seiner Persönlichkeit könnte so ein Satz zynisch klingen. Zumindest sollten wir uns hüten, diese Aussage einem kranken Menschen gegenüber zu machen, wenn wir selbst nicht ganz und gar in der Liebe sind und nicht absolut sicher sein können, daß er richtig verstanden wird. Dennoch habe ich im Laufe meiner Praxistätigkeit in dieser Richtung vieles gehört, was diese Aussage bestätigt. Erst kürzlich sagte eine Patientin, die eine Brustamputation hinter sich hat: „Ob Sie es mir glauben oder nicht, es war das intensivste Erlebnis meines Lebens, ein Gefühl von Wandlung und Neubeginn, wie ich es noch nie vorher erlebt habe." Eine andere sprach gar davon, daß sie „dankbar sei für diese Erfahrung, denn sie habe jetzt die wahre Bedeutung des Lebens gespürt".

„Mens sana in corpore sano" sagten schon die alten Römer. Auch für Bach ist der Zusammenhang zwischen der Seele und dem körperlichen Befinden eines Menschen offensichtlich.

Psychosomatik – wenn die Seele uns krank macht

Leider sind die Erfahrungen mit Krankheit und Leid bei weitem nicht immer so positiv. Trotzdem sollte man – neben der ärztlichen oder naturheilkundlichen Behandlung – eine körperliche Erkrankung immer zum Anlaß nehmen, zu fragen, ob es eine Botschaft geben könnte, die dahintersteckt.

Der Begriff „Psychosomatik" erschien 1922 zum ersten Mal in der deutschen medizinischen Fachliteratur. In der englisch-

Krankheit – Weisung der Seele

sprachigen Literatur finden sich Veröffentlichungen aus den frühen dreißiger Jahren. Inwieweit Edward Bach mit den wissenschaftlichen Forschungen zu diesem Thema vertraut war, wissen wir nicht genau. War auch der Begriff (hergeleitet von Psyche = Seele und Soma = Körper) neu geprägt, so bezeichnet er doch uraltes Wissen der Menschheit. Und mit diesem Wissen war Edward Bach bestens vertraut.

Gedanken von der Einheit von Leib und Seele finden sich in den indischen Yogaschriften genauso wie in den medizinischen Lehren Chinas oder Ägyptens. Sie finden sich in den Lehren des Hippokrates, den Gedanken Senecas und vor allem in der Vorstellung von Gesundheit und Krankheit, die uns der große mittelalterliche Arzt Paracelsus hinterlassen hat.

In der psycho-somatischen Medizin versucht man, den Menschen als Ganzes zu sehen und die Wechselwirkungen zwischen Körper und Seele in die Therapie einzubeziehen.

So gesehen knüpfte Bach direkt an eine lange Tradition von Wissen an – Wissen um die Einheit der Welt, die Einheit alles Lebenden, die Einheit von Seele und Körper. Er tat es in einer Zeit, in der die Naturwissenschaft immer mehr Einfluß gewann, in der man sich in der Medizin immer mehr spezialisierte, neue Mikroorganismen entdeckte, die als alleinige Verursacher von Krankheit gesehen wurden. Immer mehr klaffte die Einheit von Arzt und Priester, wie sie für Paracelsus noch selbstverständlich war, auseinander. Parallel zur Medizin entwickelte sich die Psychologie, die für die Erkrankungen der Seele zuständig war.

Die psychosomatische Medizin versucht, Wechselbeziehungen zwischen seelischem Befinden und körperlicher Krankheit aufzudecken. Seit Sigmund Freuds Pioniertaten auf diesem Gebiet entwickelten sich immer neue Richtungen in der Psychologie, mit deren Hilfe diese Zusammenhänge genauer aufgeschlüsselt werden konnten.

Erkenne Dich selbst – die wichtigste Voraussetzung

Es gibt verschiedene Möglichkeiten, um zu der Blüte zu finden, die einem in einer bestimmten Lebenssituation helfen kann. Wenn Sie sich intensiver mit der Bach-Blütentherapie beschäftigen, bedeutet das gleichzeitig, daß Sie sich intensiver mit sich selbst beschäftigen müssen. Schreiben Sie also erst

Die richtige Blütenmischung finden

einmal Ihr Problem, Ihr Anliegen auf, oder formulieren Sie es in einem Selbstgespräch ganz genau. Manchmal hilft auch das Gespräch mit einem vertrauten Menschen, um sich klarzuwerden, in welchem negativen Gemütszustand man sich befindet, was einen ängstigt.

Sie können jetzt z. B. alle Blütenbeschreibungen genauer anschauen, um zu sehen, bei welcher Blüte Sie Ähnlichkeiten zu Ihrem eigenen Zustand entdecken können. Sie können aber auch erst die Beschreibung des betroffenen Organsystems durchlesen und danach die Beschreibung der Blüte aufschlagen. Hier ein Beispiel.

- Nehmen wir an, Ihr Problem sind Depressionen, die in gewissen Abständen wiederkehren.
- Fragen Sie sich zuerst: Gibt es einen Grund dafür? Gibt oder gab es eine auslösende Situation? Da Depression ja sehr oft auf unterdrückte Aggression folgt, können Sie sich auch fragen, welche Lebensäußerungen Sie unterdrückt haben, bis es zu dieser Aggression kam. Es wäre sinnvoll, sich diese Fragen schriftlich zu beantworten oder sie auch wieder mit jemandem zu besprechen, der einem mögliche Hinweise auf die Hintergründe geben könnte.
- Schauen Sie jetzt unter den Blütenbeschreibungen nach, welche Blüte am besten zu den oben besprochenen Fragen paßt. So könnten Sie z. B. feststellen, daß die Blüte Willow (unterdrückter Groll) für Sie paßt, eventuell zusammen mit Elm oder Hornbeam. Denn möglicherweise tritt die Depression immer dann auf, wenn Sie überfordert sind oder sich zumindest überfordert fühlen. Vielleicht zieht Sie aber auch die Blüte Heather (man fühlt sich nicht beachtet und ungeliebt) an – oder es passen beide Blüten.

Sie können auf zwei verschiedene Arten die richtige Blütenmischung für Ihren Gemütszustand herausfinden.

Wenn Sie eine körperliche Erkrankung mit Bach-Blüten behandeln wollen, so möchte ich noch einmal daran erinnern, daß der Name der Krankheit nicht von Bedeutung ist, sondern die seelischen Spannungszustände oder Probleme, die die Krankheit ausgelöst oder sie zumindest begünstigt haben. Mehr dazu im folgenden Kapitel „Die Sprache der Organe".

Die Sprache der Organe

Immer läßt sich ein Bezug zwischen erkranktem Körperteil und der Art der zugrundeliegenden psychischen Störung herstellen. Diese Bezüge sind relativ auffällig – so auffällig, daß sie sich in vielen sprichwörtlichen Redensarten niedergeschlagen haben. Atmung, Verdauung, Haut, Geschlechtsorgane – jeder Bereich des Körpers kann mit bestimmten psychischen Gegebenheiten in Verbindung gebracht werden. Und alle diese psychischen Probleme stehen in Beziehung zu bestimmten Bach-Blüten.

Was die Seele ausdrückt

„Sogar der betroffene Körperteil weist auf die Natur des Fehlers hin." So beschreibt Edward Bach den Zusammenhang zwischen der Ursache einer Erkrankung und der Form, wie sie sich äußert. Schon lange bevor die psychosomatische Medizin von sich reden machte, wiesen viele Sprichwörter auf die Verbindung zwischen Seele und Körper und auf die Sprache der Organe hin. Wenn einem etwas „an die Nieren geht" oder „auf den Magen geschlagen ist", wollen Nieren und Magen vielleicht etwas ausdrücken, wozu man mit der Sprache der Worte nicht fähig ist. Vielleicht kann man es auch nicht aussprechen aus Angst, einen anderen Menschen zu verletzen, aus Angst vor der eigenen Aggression oder aus Angst vor den Veränderungen, die es mit sich bringen würde, wenn man klar sagen würde, „was einem fehlt".

Die Sprache verrät uns viel über den Zusammenhang zwischen körperlichem Leiden und dem dahinterstehenden seelischen Zustand. Denken Sie nur an Ausdrücke wie „Er muß sein Kreuz tragen" oder „Es geht ihm unter die Haut".

Krankheit – Zeichen eines Konflikts

Gerade auf diesen Punkt hat Bach immer wieder nachdrücklich verwiesen; so schreibt er z. B.: „Die Krankheit des Körpers, so wie wir sie kennen, ist ein Ergebnis, ein Endprodukt, ein Endstadium von etwas viel Tieferem. Der Ursprung der Krankheit liegt nicht in der physischen Ebene, sondern viel eher in der geistigen. Sie ist das Ergebnis eines Konflikts zwischen unserem spirituellen und unserem sterblichen Selbst."

Wie sehr die Seele das Befinden beeinflußt, hat jeder von uns schon erfahren. Oft kann uns eine Kleinigkeit am Morgen so „verstimmen", daß der ganze Tag eine graue Färbung bekommt; andererseits kann eine liebevolle Geste, ein freundliches Lächeln unsere Stimmung heben, so daß wir uns leicht und unbeschwert fühlen, und das, obwohl wir vielleicht trotzdem rein körperlich geschwächt oder nicht ganz gesund sind. So ist es leicht nachvollziehbar, daß eine andauernde schwere

Die Sprache der Organe

Sorgenlast auf unseren Magen verstimmend und auf den Rücken verspannend wirkt.

Viel zu häufig haben Menschen heute auch ein unsichtbares Verbotsschild vor Augen: „Du darfst niemals zeigen, was dich kränkt." Manch einer nimmt deshalb lieber die Krankheit in Kauf, denn was uns „kränkt", macht uns krank. Denken Sie nur an das Sprichwort „Mir ist jemand in den Rücken gefallen". Wie fühlt es sich wohl für den Rücken an, wenn man plötzlich hinterrücks angefallen wird? Wen wundert es, daß er dann verkrampft und bretthart wird und in Abwehrstellung geht? Die Liste der Sprichwörter ließe sich beliebig verlängern, aber ich glaube, das Prinzip, um das es geht, ist schon jetzt klar.

Die Suche nach den Ursachen

Die Ursachen für körperliche Gebrechen sind in der Regel vielfältig, so daß eine medizinische Diagnose allein noch keine Aussicht auf Besserung bringt.

Die Seele benützt den Körper, um etwas auszudrücken. Freilich bin ich selbst lange genug Heilpraktikerin, um zu wissen, daß es so einfach nicht ist, d.h., es genügt nicht, die Symptome in einem Verzeichnis nachzuschlagen, dem Patienten zu sagen, „wo er falsch denkt", und seine Probleme lösen sich auf. So wird jeder Mensch mit bestimmten Reaktionsmustern geboren, bringt bestimmte Erbbelastungen mit, hat angeborene Schwachstellen. Die Medizin hat längst herausgefunden, daß die Anlagen zu bestimmten Krankheiten erblich sind. Wie sollte es auch nicht so sein, wo wir doch Haar- und Augenfarbe, Größe und sogar die Form der Fingernägel erben! Man sollte also sehr bewußt und verantwortlich mit der Suche nach psychischen Ursachen von Krankheiten umgehen.

Für viele Menschen scheint es immer noch schwer verständlich, daß ihre körperlichen Symptome eine Ursache in der Seele, in ihren Gedanken, in ihrer Lebensweise haben könnten. Es scheint leichter akzeptiert zu werden, daß der Körper nicht mehr „funktioniert", als nachzufragen, was die Seele mit dem Symptom, mit dem Hilfeschrei, mit der aufblinkenden Warnlampe sagen möchte. So beginnt für viele Patienten eine Odyssee von Arzt zu Arzt, von Diagnose zu Diagnose, auf die keine Therapie folgt, die Besserung bringt. Ein Symptom

Krankheit ist keine Strafe

kann uns hinführen zu einem falschen Denkmuster, zur Auseinandersetzung mit unseren Schattenseiten. Dabei sollte man aber die Krankheit keinesfalls als „Strafe" für ein Fehlverhalten oder, wie es in früheren Kulturen üblich war, gar als „Strafe Gottes" betrachten. Da gefällt mir die Einstellung Bachs schon sehr viel besser, wenn er schreibt: „Krankheit an sich ist hilfreich, sie zeigt uns, daß wir vom Weg der Seele abgekommen sind." Der Weg der Seele ist hier als Weg der Freiheit zu verstehen, der Freiheit, das Wesen zu sein, das wir im tiefsten Innersten sind.

Suche nach dem Gleichgewicht

Schauen wir uns zunächst einmal an, wie es zu einer körperlichen Reaktion kommen kann.

Das Leben des Menschen ist ein ständiges Streben danach, sich den Bedingungen seiner Umwelt optimal anzupassen, immer wieder den Ausgleich zu suchen. Klimatische Umstände, Licht- und Druckverhältnisse und in jüngster Zeit auch immer mehr Umweltbelastungen, die wir uns selbst geschaffen haben, erfordern Höchstleistungen vom menschlichen Organismus. Je nach seiner Veranlagung reagiert der Mensch auf diesen wachsenden Druck entweder mit Überreizung oder eher gelassen – im Extremfall gar apathisch.

Aber nicht nur der Körper ist ständig um Balance bemüht, auch die Seele, in ihrem Wunsch, den eigenen Weg zu gehen, steht in ständiger Auseinandersetzung mit der Umwelt und den Mitmenschen. Ungelöste Konflikte, Diskrepanzen zwischen Anspruch und Erfüllung – all das sind Krankheitspotentiale. Krankheit zeigt an, daß Seele und Körper diesem Druck nicht mehr gewachsen sind, daß, wie Edward Bach sagt, die negativen Seelenzustände überhandnehmen, der Mensch aus der Harmonie fällt. Krankheit gibt ihm oft die Legitimation dafür, sich endlich Ruhe zu gönnen und die Anteilnahme einzufordern, die er so schmerzlich vermißt. Das würde bedeuten, daß Harmonie von Seele und Körper die beste Gesundheitsvorsorge ist. Und gerade in der Vorbeugung von Krankheiten haben ja die Bach-Blüten ihr größtes Einsatzfeld.

Wenn wir mit uns im Gleichgewicht sind, so ist dies die beste Voraussetzung dafür, gesund zu bleiben.

Die Sprache der Organe

Die nachfolgende Darstellung der einzelnen Organbereiche und ihrer Funktionen sowie der Botschaft, die möglicherweise hinter einer Störung stecken kann, soll ein Gedankenanstoß sein.

Sprichwörter – ihre versteckte Bedeutung

Oft sind Sprichwörter aufgeführt, die auf diese Organe Bezug nehmen – nicht ohne Grund. Denn viele Sachverhalte, die die Menschheit immer wieder wahrnimmt, ohne sie präzise beschreiben zu können, haben sich in solchen scheinbar unverbindlichen Redewendungen niedergeschlagen. Sie sind sozusagen eine Art meditativer Ersteinstieg in den intuitiven Zugang zu den Bach-Blüten. Auch die Sprichwörter können Ihnen aber nur als Anregung dienen, über bestimmte seelische Dinge nachzudenken oder ihnen nachzufühlen. Denn letztlich weiß nur Ihre Seele, was wirklich hinter Ihren Krankheiten steckt – schließlich hat sie ja auch das Auftreten gerade dieser Krankheit mitverursacht.

Jede Blüte hat verschiedene psychische Wirkungsfelder. Manchmal ist für ein Krankheitsbild aber nur eine Wirkung wesentlich.

Am Ende der einzelnen Organbeschreibungen sind Blüten genannt, die mit den entsprechenden Krankheitsbildern in Verbindung stehen. Ihnen zugeordnet ist jeweils ein Stichwort, das einen wichtigen psychischen Wirkungsbereich der Blüte benennt. Auch diese Benennungen sind nur als erste Anregungen zu verstehen. Daß die einzelnen Blüten wesentlich komplexere Wirkungsfelder haben, daß sie mit vielen Aspekten unseres Seelenlebens in Verbindung stehen, können Sie bei der Beschreibung der einzelnen Pflanzen ab Seite 58 nachlesen. Und um Ihre persönlichen Pflanzen herauszufinden, sollten Sie nicht nur Ihre Krankheit hinterfragen, sondern sich um einen tieferen, intuitiven Zugang zu den Bach-Blüten bemühen. Mehr dazu ab Seite 54.

In diesem Kapitel sollten Sie auch nachlesen, wenn Sie keine akuten Beschwerden haben oder sie hier nicht wiederfinden. Ob Sie den intuitiven Zugang zu Ihrer Bach-Blüte vom Krankheitsbild her oder direkt von der einzelnen Pflanze her schaffen, ist letztlich gleichermaßen hilfreich. Entscheidend ist die Weisung Ihrer Seele, nicht die Methodik.

Das Verdauungssystem

Der gesamte Verdauungsbereich dient dazu, körperfremdes in körpereigenes Material umzuwandeln, auf diese Weise Brenn- und Aufbaustoffe zu gewinnen und den unbrauchbaren Rest auszuscheiden.

Mund und Speiseröhre

„Das kann und will ich nicht schlucken", „Daran beißt du dir die Zähne aus", „Da hilft nur Zähne zusammenbeißen", „Du hast den Mund zu voll genommen" …

Im Mund, dem ersten Teil des Verdauungsapparates, findet die Grobarbeit statt. Schon hier beginnt der Stoff-Wechsel. Hier wird die Nahrung zerkleinert und außerdem durch berührungs-, temperatur- und geschmacksempfindliche Nerven eine letzte Kontrolle über das, was aufgenommen werden soll, ausgeübt. In der Mundhöhle befinden sich verschiedene Speicheldrüsen, mit deren Hilfe bereits eine erste Vorverdauung stattfindet.

Wenn wir große Brocken unzerkaut hinunterschlucken, so sind sie ebenso schlecht zu verdauen wie unverarbeitete Probleme, die wir in uns „hineinfressen".

Wer „den Mund zu voll nimmt", zuviel verspricht, was er dann nicht halten kann, überfordert sich selbst immer wieder, vielleicht weil er sein begrenztes Aufnahmevermögen nicht kennt. Zu schnelles, hastiges Essen und ungenügendes Kauen können als Hinweis gesehen werden, daß man möglichst vieles haben will, nicht genug bekommt, Angst hat, zu kurz zu kommen.

Oft habe ich gehört, daß jemand fast entschuldigend mit Blick auf seine Krankheit gesagt hat: „Ich habe eben zuviel geschluckt", zu große, unverdauliche Brocken, zuviel Fremdes, das man nicht zu Eigenem machen konnte.

Blüten: Centaury – mangelnde Abgrenzung, Willow – innerer Groll, Impatiens – Ungeduld

Zähne

In der Organsprache werden die Zahnwurzeln häufig mit unserem Verwurzeltsein oder der Ernährung aus unseren Wurzeln in Verbindung gebracht.

Die Sprache der Organe

Aus der Funktion der Zähne ergibt sich ein weiterer Zusammenhang mit der Psyche: „Sich durchbeißen müssen" heißt überleben trotz größter Widerstände. Die Zähne bergen auch ein großes Aggressionspotential, wie der Ausspruch „jemandem die Zähne zeigen" belegt. Ist es einem nicht erlaubt, dies zu tun, weil man mit einem sehr autoritären Menschen konfrontiert ist, dem man nicht gewachsen ist, kann es dazu kommen, daß man „ständig die Zähne zusammenbeißt" und dafür nachts heimlich „mit den Zähnen knirscht".

Blüten: Willow – innerer Groll, Mimulus – Ängste, Elm – Überforderung, Cherry Plum – Angst vor den eigenen negativen Emotionen, Rock Water – Ehrgeiz, hoher Anspruch

Magen

Gerät unser seelisches Befinden aus dem Gleichgewicht, so kann der Magen ebenso mit Ungleichgewicht reagieren: Eine Überproduktion von Salzsäure greift dann die Magenschleimhaut an.

„Das kann ich nicht verdauen", „Das schlägt mir auf den Magen", „Ich bin sauer", „Eine Laus ist mir über die Leber gelaufen", „jemanden vernaschen", um die Süße des Lebens zu kosten, „sich vor Angst in die Hosen machen", „auf Geld oder Besitz sitzen" …

Der Magen bereitet mit Hilfe des Magensaftes die Nahrung zu einem Speisebrei auf. Er ist innen mit einer Schleimhaut ausgekleidet, die verschiedene Drüsen enthält, deren Aktivität in einem ausgewogenen Gleichgewicht bleiben muß. Hat die Salzsäure die Aufgabe, an der Eiweißverdauung mitzuarbeiten, so muß der ebenfalls in diesen Drüsen gebildete Magenschleim den Magen vor ebendieser Säure und damit vor der Selbstverdauung schützen. Psychische Erregung z. B. steigert die Magensekretion – und so überfordert die produzierte Salzsäure oft die Fähigkeit der Schleimhaut, die Magenwände vor der aggressiven Säure zu schützen. Auf diesem Wege kommt es dann schließlich zur chronischen Magenschleimhautentzündung oder gar zum Magengeschwür.

Der Magen muß das Geschluckte aufnehmen, hier muß die äußere Welt aufgenommen und verarbeitet werden. Die chinesische Medizin bringt ihn mit dem Element Erde in Verbindung. Unsere Standfestigkeit, unsere Verwurzelung in der Erde und die dadurch bedingte emotionale Ausgeglichenheit

Der Magen – Symbol für Geborgenheit

stabilisieren den Magen. Der Druck in der Magengegend weist meistens darauf hin, daß man zu sehr unter Druck steht, so wie der Magen ganz physiologisch durch ein Zuviel belastet werden kann – zuviel an Pflichten, Sorgen, Terminen, die nicht verarbeitet werden können. Ein zu empfindlicher Magen kann auf zu großes Selbstmitleid oder Selbstbezogenheit oder auf mangelndes Selbstbewußtsein hinweisen.

Blüten: Elm – Überforderungsgefühle, Oak – Überarbeitung, Larch – Minderwertigkeitsgefühle, Mimulus – Ängste, Willow – sich als Opfer des Schicksals fühlen, Heather – übermäßige Selbstbezogenheit, Clematis – mangelnde Erdung

Die Gastritis oder Magenschleimhautentzündung kann ihre Ursache nicht nur in einem Zuviel an Reizstoffen wie Kaffee oder Alkohol haben, sondern auch in einer psychischen Überreizung. Der Magen, oft als Symbol für Geborgenheit gebraucht, zeigt auf solche Art einen Mangel an Geborgenheitsgefühlen an: etwa wenn Gefühle nicht zugelassen und Aggressionen geschluckt werden, um Konflikte zu umgehen.

Blüten: Willow – innerer Groll, Holly – Wutgefühle, offene oder versteckte Aggressionen, Cherry Plum – Angst vor den eigenen negativen Emotionen, Larch – mangelndes Selbstbewußtsein, Heather – mangelndes Geborgenheitsgefühl

Leber

Die Leber nimmt eine zentrale Stellung im Stoffwechsel, vor allem im Fett- und Eiweißstoffwechsel ein. Hier wird der Blutfarbstoff der abgebauten roten Blutkörperchen in Galle umgewandelt, sie ist an der Bildung von Harnstoff beteiligt und arbeitet damit auch der Niere zu. Aus der Pfortader wird der Leber das gesamte venöse Blut aus den Verdauungsorganen zugeführt, einschließlich des Blutes aus der Milz, das die abzubauenden roten Blutkörperchen enthält.

Gerade in einer Zeit, in der die schädlichen, giftigen Stoffe immer mehr werden, ist die Leber in ihrer Eigenschaft als Entgiftungsorgan besonders gefordert. So verhindert sie einerseits, daß der Mensch „giftig" wird, andererseits reagiert sie auf „giftige, gallige" Gedanken und Gefühle. Die Leber

Die Leber ist das zentrale Entgiftungsorgan in unserem Körper. Kein Wunder also, wenn sie auch auf „giftige" Gefühle wie Ärger oder Neid reagiert.

Die Sprache der Organe

wird auch als das „Ärgerorgan" bezeichnet. Dem Choleriker, der sich schon bei kleinen Dingen „zu Tode ärgern" kann, läuft mehr als eine „Laus über die Leber". Neid belastet die Leber, wenn wir „gelb oder grün vor Neid werden". Wir belasten unsere Leber häufig durch ein Zuviel an Reizstoffen wie Alkohol, fetten Speisen und Kaffee. Dahinter steckt oft das starke Gefühl, sich ausdehnen zu wollen; nicht selten steckt Genußsucht oder überhaupt Sucht dahinter.

Unsere heutige Ernährung mit zuviel Fett, Genußmitteln und Zucker führt oft zu einer Überlastung der Organe Leber, Galle und Bauchspeicheldrüse.

Probleme in der Leber führen zu gestautem Gallenfluß und irgendwann zu Gallensteinen. „Sich schwarzärgern", dieser Begriff kommt sicher noch aus einer Zeit, in der man die gestaute Galle „schwarze Galle" nannte und den Menschen, der unter dieser schwarzen Galle litt, als Melancholiker bezeichnet hat. So führen Leber- und Gallenprobleme häufig zu einem Mangel an Lebensfreude, zu Depression und Niedergeschlagenheit.

Auch die gefürchteten Wutausbrüche des Cholerikers werden mit der Galle in Verbindung gebracht. Sie schaden nicht nur anderen, sondern vor allem ihm selbst. In einem alten Aufsatz werden Gallensteine als „kristallisierte Wut" bezeichnet.

Blüten: Cherry Plum – heftige Terror- und Panikgefühle, Vine – rechthaberisch, tyrannisch, Agrimony – nicht offen gezeigte Gefühle, Gentian – „Schwarzseher", Holly – Neidgefühle, Mustard – Melancholie, Impatiens – Ungeduld, Chicory – Besitzanspruch, Festhalten, Vervain – Überaktivität und dadurch hohe innere Spannung

Bauchspeicheldrüse

Die Bauchspeicheldrüse vereinigt in sich zwei Abteilungen, die eine für die Bildung des Verdauungssaftes Bauchspeichel und die andere für die Bildung u. a. des Hormons Insulin. Der Bauchspeichel mit seinen Enzymen ist für die Aufspaltung der Nahrung zuständig. Mit Hilfe des Insulins kommt der aufgenommene Zucker in die Zellen, der ja besonders wichtig für die Tätigkeit des Gehirns ist. Durch die heute verbreitete übermäßige Zuführung von Industriezucker wird die Bauchspeicheldrüse erschöpft, weil sie oft ohne Pause Insulin bilden

Bauchspeicheldrüse – Ort der Harmonie

muß. Beim Diabetes, der Zuckerkrankheit, kann der Zucker mangels Insulin nicht in die Zelle aufgenommen werden, er wird mit dem Urin ausgeschieden. Ergebnis ist eine sogenannte Zuckersucht. Diese Zuckersucht kann aber auch Ausdruck für eine Sucht nach Liebe oder nach der Süße des Lebens sein. Interessant ist in diesem Zusammenhang, daß der jugendliche Diabetes oft durch Schockerfahrungen wie Trennung und Verlust ausgelöst wird.

Die Bauchspeicheldrüse wird auch als das Organ der Harmonie bezeichnet. Deswegen ist sie stark gefährdet – z. B., wenn wir uns während des Essens, das oft auch zu fett und zu schwer ist, die Nachrichten mit Horrormeldungen aus der ganzen Welt anschauen oder einen Streit mit dem Partner austragen.

Blüten: Rock Water – harte Selbstdisziplin, Star of Bethlehem – Schockerlebnis, Heather – mangelndes Geborgenheitsgefühl, Honeysuckle – in der Vergangenheit leben und die positiven Dinge jetzt nicht annehmen können, Hornbeam – Erschöpfung und mentale Überforderung

Der Dünndarm übernimmt die kompliziertesten Aufgaben beim Verdauungsvorgang. Auf Überforderung reagiert er leicht mit Entzündungen.

Dünndarm

Mit Hilfe des Darmsaftes, des Bauchspeichels und der Gallenflüssigkeit wird die Nahrung in verwertbare Stoffe umgewandelt. Unser Darm macht Bewegungen, um durch eine gute Durchmischung diese Umwandlung zu unterstützen: rhythmische Kontraktion und Erschlaffung, peristaltische und Rollbewegungen.

Der Dünndarm analysiert und verarbeitet das Aufgenommene. Die Nahrung wird in feinste Bestandteile zerlegt; es ist ein sehr komplizierter Prozeß, der hier stattfindet. Vielleicht ist das der Grund, warum auf der Ebene der Organsprache der Dünndarm oft mit dem Gehirn in Verbindung gebracht wird. Reizungen, Entzündungen kommen häufig aus Überforderung oder daher, daß man Eindrücke auf seelischer Ebene nicht richtig verarbeiten kann und trotzdem alles genau nehmen und richtig machen will. Entzündungen weisen auch hier auf unterdrückte Aggressionen, auf Angst oder Verletzung hin. Übermäßige Darmbewegungen können dage-

Die Sprache der Organe

gen ein Hinweis auf große innere Unruhe und nervliche Überreizung sein.

Blüten: Elm – Gefühl der Überforderung, Scleranthus – mentale Überlastung durch Entscheidungsschwäche, Larch – mangelndes Selbstwertgefühl, Rock Water – strenge Anforderungen an sich selbst, Willow – innerer Groll, Cherry Plum – Angst vor negativen Emotionen, Holly – Haß- und Neidgefühle, Hornbeam – Erschöpfung durch zu große Informationsflut

Dickdarm

Bei einer geregelten Verdauung sind fremde und eigene Zellen in der Darmflora im Gleichgewicht. Nahrung, die zu lange im Verdauungstrakt bleibt, kann Pilzerkrankungen verursachen.

Hier wird die Verdauung fortgeführt, in erster Linie wird der Nahrung Wasser entzogen. Auffallend ist die reiche Bakterienflora, d. h. das im günstigsten Fall friedliche Zusammenleben von eigenen Darmzellen und sogenannten eigenständigen Organismen, die zum Wohle des Ganzen zusammenwirken.

Seine Arbeit kann der Darm nur dann zufriedenstellend tun, wenn diese Darmflora intakt ist, d. h., wenn das Verhältnis von fremden und eigenen Zellen in Harmonie ist. Viele äußere Einflüsse, wie Nahrungsgifte oder Antibiotika, schädigen dieses Milieu. Bakterien und Pilze, die – solange sie in ausgewogenem Verhältnis zu den eigenen Zellen stehen – für den Körper wichtig sind, wirken bei übermäßiger Entwicklung krank machend. Pilze können überdies aus dem Darm auswandern und andere Gewebe schädigen, wenn das Immunsystem nicht in Ordnung ist. Innere Gärprozesse, z. B. durch schlechtverdaute Nahrung, die zu lange im Darm liegt, begünstigen das Wachstum von Pilzen, und ein Abwehrsystem, das nicht genügend aufmerksam ist, läßt dieses unkontrollierte Wachstum zu.

Es gibt viele Spekulationen, worauf die heute immer mehr zunehmenden Pilzerkrankungen zurückzuführen sind. Wenn Sie selbst mit diesem Problem zu tun haben, denken Sie vielleicht darüber nach, wodurch Sie Ihre Abwehr so geschwächt haben, daß den Parasiten Tür und Tor geöffnet ist – es könnte mit mangelnder Abgrenzung zu tun haben. Eine andere

Durchfall und Verstopfung

Möglichkeit ist eine im Bauch gärende Wut oder mangelnde Verbindung mit der eigenen Lebendigkeit, die im Bauchbecken ihr Zentrum hat.

Blüten: Centaury – mangelnde Abgrenzung, Crab Apple – man fühlt sich innerlich unrein, Larch – Minderwertigkeitsgefühle, Willow – innerer Groll, Hornbeam – Überforderung

Durch Pilzbefall und gestörte Darmflora kommt es oft auch zum Durchfall. Wenn zu viele Gifte im Darm sind, will sich der Organismus befreien und reinigen. Da die Darmbewegungen durch Nerven gesteuert sind, beschleunigen z.B. Angst, Spannung und Schreck die Darmentleerung. Die Beziehung zwischen Durchfall und nervlicher Überbelastung oder Durchfall und Angst zeigt sich in etlichen Sprichwörtern.

Blüten: Aspen – Furcht, Mimulus – Ängste, Elm – Überforderungsgefühle, Cherry Plum – Panikgefühle, Rock Rose – körperliche Krisensituationen, Star of Betlehem – Schockerlebnis

Ganz im Gegensatz dazu weist die Verstopfung mehr auf eine mangelnde Dickdarmtätigkeit hin – und damit vielleicht auf einen Stau seelischer Eindrücke, auf ein Nicht-loslassen-Können. Das Zurückhalten und Verdrängen ist ein krank machendes Muster, das sich durch alle Organbereiche zieht.

Blüten: Honeysuckle – nicht Loslassen von Vergangenem, Willow – sich als Opfer des Schicksals fühlen, Aspen – nicht benennbare Ängste, Mimulus – benennbare Ängste, Crab Apple – sich unrein fühlen, Chicory – Festhalten, Besitzenwollen, Pine – Schuldgefühle

Kann man Gefühle oder negative Erlebnisse nicht loslassen, so kommt es zu einem Stau im Körper, der sich oft in Verstopfung äußert.

Nieren

„Das geht mir an die Nieren", „Etwas auf Herz und Nieren prüfen"

Die Nieren bestehen aus zwei bohnenförmigen Organen, die rechts und links neben der Wirbelsäule liegen. Sie haben die Aufgabe, Harn zu bilden, und dienen damit der lebensnotwendigen Entgiftung und Ausscheidung von Stoffwechselschlacken. Sie sind an der Aufrechterhaltung des Säure-Basen-

Die Sprache der Organe

und des Wasser-Salz-Haushalts beteiligt. Außerdem wirken sie regulierend auf den Blutdruck ein.

Weil sie so stark mit den Körperflüssigkeiten zu tun haben werden sie oft mit Gefühlen wie Angst und Trauer in Verbindung gebracht; die chinesische Medizin bringt diese Gefühle mit dem Element Wasser in Zusammenhang. Plötzliches Nierenversagen kann z.B. in einer Schocksituation auftreten. Da sie paarig angelegt sind, können sie mit Partnerschaft und Partnerschaftskonflikten in Beziehung gebracht werden. Ähnlich wie der Darm müssen auch die Nieren entscheiden, welche Substanzen im Körper zurückbehalten und welche ausgeschieden werden sollen. Das bringt sie auch in Beziehung zu ungelösten Konflikten, zu verdrängten Problemen, z.B. in der Partnerschaft. Funktioniert die Niere nicht mehr, kann es in kürzester Zeit zu einer Vergiftung des Körpers kommen – es geht also auch hier darum, uns von dem zu befreien, was uns krank macht, was uns vergiftet.

Die Nieren sollen uns von allen Dingen befreien, die uns krank machen. Die Blase ist organsprachlich das Ausdrucksmittel für Druckgefühle.

Blüten: Scleranthus – Entscheidungsschwäche, Aspen – Ängste und Vorahnungen, Mimulus – konkrete Ängste, Rock Rose – panikartige Ängste, Water Violet – Nähe kann schwer zugelassen werden, Star of Bethlehem – Schockerlebnisse wie tiefe Kränkungen, Red Chestnut – man macht sich zu viele Sorgen um andere, Wild Rose – Phlegma

Blase

„Unter Druck stehen"

In der Blase werden ausgeschiedene Stoffe gespeichert. Ist der Druck genügend groß, entspannt sich der Blasenmuskel, öffnet sich, und die Blase kann sich entleeren. Die meisten kennen sicher die klassische Situation vor einer Prüfung: Eigentlich weiß man, daß die Blase leer sein müßte, dennoch hat man ständig das Gefühl, zur Toilette laufen zu müssen. Der Druck, unter dem wir in einer solchen Situation stehen, äußert sich organsprachlich als Druck auf die Blase. Bei einer Blasenentzündung z.B. ist das Loslassen mit Brennen und mit Schmerzen verbunden. Auch hier ist häufig festzustellen, daß dieser Blasenentzündung ein Konflikt vorausgegangen ist, der schmerzhaft und belastend war.

Aus der medizinischen Diagnostik kennt man den Begriff „Reizblase". Wie das Wort schon sagt, ist das Nervensystem – das die Aktivität der Blase steuert – überreizt. Streß, Sorgen, Ängste können die Ursache sein.

Blüten: Chicory – Festhalten, Honeysuckle – sich nicht lösen können vom Vergangenen, Impatiens – Ungeduld, sich unter Druck setzen, Mimulus – Ängste, Olive – Erschöpfung, Walnut – Steckenbleiben in einer Krise, Wild Oat – Unsicherheit

Das Kreislaufsystem

Das Herz

„Das hat ihm das Herz gebrochen", „Das Herz klopft bis zum Hals", „eng/kalt/warm ums Herz werden", „herzlich und herzlos sein", „Das Herz bleibt vor Schreck stehen"…

Das Herz liegt im Brustkorb hinter dem Brustbein. Es ist in eine rechte und eine linke Herzhälfte unterteilt. Die linke Herzseite pumpt das sauerstoffgesättigte Blut durch den sogenannten großen Körperkreislauf, die rechte Seite treibt das verbrauchte Blut durch den Lungenkreislauf, um es wieder mit Sauerstoff anzureichern. Die Liste der Sprichwörter, die mit dem Herzen zu tun haben, ließe sich praktisch endlos erweitern. Schon das ist ein Hinweis auf die wichtige Rolle des Herzens – im Körper und im Seelenleben.

Das Herz ist nicht nur Lebensmotor, sondern wird auch als Sitz unserer Gefühle angesehen; kein Wunder also, daß wir jemanden, der gefühllos ist, auch als kaltherzig oder gar herzlos bezeichnen. Herzbeschwerden jeder Art machen angst, denn es geht um den „Lebensnerv" – und Angst macht Herzbeschwerden („Mir ist das Herz in die Hose gerutscht"). Angst (vom lateinischen angustiae = Enge) verengt die Gefäße, das Herz wird schlechter ernährt und fängt an, zum Ausgleich schneller zu schlagen – was dann noch mehr angst macht.

Aber auch Gefühle – positive oder negative –, die nicht zugelassen, nicht ausgelebt werden können, führen zu Herzbeschwerden. Sie mahnen uns dann, unser Herz wieder wichtiger zu nehmen, auf unser Herz zu hören und nicht nur auf

Nicht nur in Liebesdingen sollten wir immer auf unser Herz hören. Es reagiert auf Streß genauso wie auf Panik und unglückliche Nachrichten.

Die Sprache der Organe

unseren Verstand. Extreme Ungeduld, Streß, Anspannung – alle diese Faktoren können zu Herzerkrankungen führen. Wie wohltuend kann es doch sein, sein Herz einem geliebten Menschen „zu schenken", anstatt es nur zu beobachten und zu belauern, wie es sogenannte Herzneurotiker oft tun.

Blüten: Cerato – mangelndes Vertrauen in die eigene Intuition, Impatiens – Ungeduld, Cherry Plum – Überforderung, Hornbeam – unberechenbare Gefühle, Aspen – Furcht, Mimulus – Ängste, Rock Rose – panikartige Ängste, Water Violet – innere Reserviertheit, Chicory – besitzergreifende Persönlichkeit, Gorse – Hoffnungslosigkeit, Holly – mangelnde Liebesfähigkeit, Olive – totaler Energieverlust, Pine – Schuldgefühle, Red Chestnut – man macht sich zu viele Sorgen um andere, Sweet Chestnut – gebrochenes Herz

Blut

„Das Blut kocht oder gefriert in den Adern", „eine Vollblutfrau sein", „bis aufs Blut gereizt sein"…

Hinter der Redewendung „kraft- und saftlos" verbirgt sich ein organischer Zusammenhang. Ein blutarmer Mensch scheint auch einen Teil seiner Lebensenergie eingebüßt zu haben.

Auch das Blut hat eine Vielzahl von Aufgaben. Es besteht aus Blutzellen und Blutplasma. Zu den Blutzellen zählen die roten und die weißen Blutkörperchen sowie die Blutplättchen; letztere sind für die Blutgerinnung zuständig.

Die roten Blutkörperchen sorgen für den Sauerstofftransport von den Lungen zu den Geweben und den Abtransport von Kohlensäure aus dem Gewebe zu den Lungen, für den Transport von Nährstoffen und auszuscheidenden Substanzen zur Niere, für den Transport von Hormonen, Vitaminen, Spurenelementen usw. Mit den roten Blutkörperchen wird nicht nur der Sauerstoff herbeigeschafft und Kohlendioxid entsorgt, auch die wichtigsten Informationen innerhalb unseres Körpers werden – von Hormonen und Botenstoffen – über den Blutkreislauf ausgetauscht.

Eine andere wichtige Aufgabe des Blutes ist die Abwehrfunktion, die es mit Hilfe der weißen Blutkörperchen erfüllt. Blut ist nicht nur ein Zeichen für Vitalität, sondern auch für Individualität, in jedem Tropfen Blut ist der ganze Mensch abgebildet. Blutverlust ist auch Kraftverlust, ein solcher Mensch wirkt auch im übertragenen Sinn „blutleer".

Dauerstreß und Bluthochdruck

Anämie, der Mangel an roten Blutkörperchen, ist eine häufig verbreitete Problematik vor allem bei Frauen, oft ist die Ursache der mangelhafte Einbau von Eisen. Das führt zu einer schlechteren Sauerstoffversorgung, zu Müdigkeit, Blässe, Abgespanntheit und trägt zur Schwächung der Abwehr bei. Organsprachlich kann das bedeuten, daß wir zuwenig Kraft haben, uns zu wehren, uns abzugrenzen.

Blüten: Cerato – mangelndes Vertrauen in die eigene Intuition, Larch – mangelndes Selbstwertgefühl, Centaury – mangelnde Abgrenzung, Elm – Gefühl von Überforderung, Clematis – keine gute Erdung

Hoher Blutdruck

Die Steuerung der Herztätigkeit erfolgt durch das Nervensystem; der Sympathikus fördert die Herztätigkeit, der Parasymphatikus hemmt sie. Damit ist schon rein begrifflich eine deutliche Beziehung zu Gemütszuständen gegeben: Übererregung, Reizbarkeit und Zorn beanspruchen das Herz sehr stark; Apathie, Enttäuschung und Trauer setzen oft die Herzleistung herab. Gefäße, die sehr verengt sind – z. B. durch Streß und innere Anspannungen oder durch Ablagerungen wie bei der Arteriosklerose –, sind nicht mehr flexibel genug, um sich an den Blutstrom anzupassen. Das führt meistens zu erhöhtem Blutdruck. Auch die Niere und das Hormonsystem sind an der Regulierung dieses Wertes beteiligt.

Leistungsdruck, der von außen auf uns wirkt, ist meist die Ursache für einen erhöhten seelischen Druck, der sich dann als Bluthochdruck äußert.

So kann ein dauerhaft erhöter Blutdruck auf eine Daueranstrengung, eine Dauerspannung hinweisen – nicht umsonst spricht man von „Leistungsdruck". Wie man in Versuchen festgestellt hat, steigt in solchen Fällen der Blutdruck sogar dann, wenn man nur an das Problem denkt. Wen wundert es, daß Herz- und Kreislauferkrankungen in unserer Gesellschaft an erster Stelle der Todesursachen stehen: Leistungsdruck, unter den man sich meist selber stellt, permanente seelische Belastungen, unterdrückte Aggression und Wut – all das läßt den Menschen oft genug „überkochen".

Blüten: Beech – Kritiksucht, starre Moralvorstellungen, Cherry Plum – Angst vor negativen Emotionen, Hornbeam – mentale Überforderung, Impatiens – Ungeduld, Oak – Über-

Die Sprache der Organe

arbeitung, Scleranthus – häufiger Stimmungswechsel, Rock Water – hohe Anforderungen an sich, Red Chestnut – man macht sich zuviel Sorgen um andere, Mimulus – Ängste

Niedriger Blutdruck

Ganz anders ist die Situation beim zu niedrigen Blutdruck, der bis zu Schwindelgefühlen, Apathie und Ohnmacht gehen kann. Häufig kann man durch Nachfragen feststellen, daß es sich hier um Menschen handelt, die Konflikten gern aus dem Weg gehen, also lieber ohnmächtig bleiben (und es im Extremfall wirklich werden), als ihre Macht zu zeigen. Oft steckt auch eine verträumte Natur dahinter, die nicht richtig teilhaben möchte am Leben. Auch depressive Menschen haben häufig Probleme mit dem Blutdruck, und zwar sowohl mit zu hohem als auch mit zu niedrigem. Immer wieder höre ich von „Niederdrucklern", daß sie panische Angst vor Aggressionen haben und sich schon bei Wutausbrüchen eines anderen Menschen in hohem Maß bedroht fühlen.

Niedriger Blutdruck kann leicht zu einer Ohnmacht führen. Häufig fühlen wir uns auch Problemen gegenüber ohnmächtig.

Blüten: Larch – mangelndes Selbstwertgefühl, Mimulus – Ängste, Clematis – mangelnde Wachheit, Wild Rose – Resignation, fehlende Motivation

Beim Wechsel zwischen hohem und niedrigem Blutdruck kommen in Frage: Scleranthus – häufiger Stimmungswechsel, Hornbeam – Erschöpfung und mentale Überforderung, Oak – Überbarbeitung.

In Schocksituation und z. B. bei Kreislaufkollaps können hilfreich sein: Notfalltropfen, Star of Bethlehem.

Die Atmungsorgane

„Jemanden nicht riechen können", „die Nase voll haben", „Wenn dieser Mensch im Raum ist, bekomme ich keine Luft", „Mir bleibt die Luft weg", „das Gefühl, an Ärger/Trauer zu ersticken", „Das verschlägt mir den Atem", „jemandem etwas husten", „jemanden brauchen, wie die Luft zum Atmen"…

Aufnehmen und Loslassen

Schnupfen

Der Atemvorgang beginnt bereits mit der Nase. Hier wird die Luft gereinigt, gefiltert und angewärmt. Hier findet unser intensivster Kontakt mit der Außenwelt statt. Wenn wir „verschnupft sind", „die Nase voll haben", fällt es uns schwer, die Atemluft weiterhin aufzunehmen – zumindest über die Nase, denn die ist zu. Es geht möglicherweise zu weit, jeden kleinen Schnupfen mit psychischen Ursachen und organsprachlichen Phänomenen in Verbindung zu bringen; wenn er aber zum Dauersymptom wird, liegt sicher ein Grund vor, dem nachzugehen.

Gerade bei grippalen Infekten habe ich die Erfahrung gemacht, daß man sie sehr gut ausschließlich mit Bach-Blüten behandeln kann, wenn man herausfindet, mit welchem Anlaß, mit welcher Verstimmung die Krankheit begann. Sehr oft steigt die Infektanfälligkeit in Zeiten der Überforderung, d. h., wenn man sich besonders erschöpft fühlt.

Blüten: Elm – Überforderungsgefühle, Olive – keine Energiereserven mehr, Oak – Überarbeitung

Erkältungen lassen sich gut mit Bach-Blüten therapieren, besonders dann, wenn man eine psychische Ursache herausfinden kann.

Asthma

Atem ist Rhythmus des Lebens. Atem ist die Verbindung zum Geist, der uns nach biblischer Überlieferung mit dem Atem eingehaucht wurde. Im Atem geschieht der Austausch zwischen innen und außen, zwischen Aufnehmen und Loslassen. In dieser Spannung bewegen wir uns bis zum letzten Atemzug.

Ohne Nahrung können wir verhältnismäßig lange leben, ohne Atmung nur eine sehr kurze Zeit. Der Asthmapatient kann ein Lied davon singen, wie er sich in akuter Atemnot fühlt. Eine Patientin hat es einmal so beschrieben, daß sie sich fühlte, als ob jemand sie im Würgegriff hätte.

Aber auch die umgekehrte Version ist denkbar, daß wir nämlich jemanden nicht loslassen und mit unserer Atemnot tyrannisieren. Vielleicht kann man das, was man sagen will, all seinen Ärger und Groll, nicht anders ausdrücken.

Wenn uns die Gegenwart eines anderen Menschen die Luft nimmt, bedeutet das sicher auch, daß wir uns in seiner Gegen-

Die Sprache der Organe

wart nicht entfalten können. Sicherlich hat Atemnot auch mit Ängsten zu tun, zumindest dann, wenn es eng in und um die Brust wird.

Blüten: Red Chestnut – zu starke energetische Verbindung mit anderen, Chicory – besitzergreifende Persönlichkeit, Centaury – mangelnde Abgrenzung, Honeysuckle – Hängen am Vergangenen, Willow – innerer Groll, Walnut – Steckenbleiben in einer Krise

Bronchien

Unsere seelische Verfassung kann darüber entscheiden, ob wir eine Krankheit bekommen oder nicht. Übermäßige Anspannung mindert die Abwehrkräfte des Körpers.

Die Bronchien, die verzweigt wie die Äste eines Baumes die Lunge durchziehen, sind in den feuchtkalten Herbstmonaten besonders belastet – und damit anfällig für Erkältung, Durchnässung und eindringende Erreger. Ob es dann zu einer Bronchitis kommt, darüber kann durchaus unsere seelische Verfassung cntscheiden.

Auch hier spielt übermäßige Anspannung ein große Rolle: Eine angespannte Muskulatur verhindert das Weitwerden und damit die Durchblutung. Schlecht durchblutete Körperteile sind grundsätzlich anfälliger für die Infektion durch Viren und Bakterien, denn auf dem Blutweg werden ja die meisten Abwehrzellen transportiert.

Blüten: Oak – Überarbeitung, Cherry Plum – Angst vor eigenen negativen Gefühlen, Chicory – besitzergreifende Persönlichkeit, Impatiens – Ungeduld

Der Bewegungsapparat

„Sich wie gelähmt fühlen", „etwas nicht mehr ertragen können", „in die Knie gezwungen werden", „nicht im Lot sein", „vom Leben gebeugt werden", „Jemand ist mir in den Rücken gefallen" …

Unter dem Bewegungsapparat verstehen wir die Knochen des Skeletts, die Gelenke, durch die sie miteinander verbunden sind, und die Muskeln und Sehnen, mit deren Hilfe wir uns bewegen können.

Rückenschmerzen

Die Wirbelsäule

Die Wirbelsäule besteht aus 33 bzw. 34 Wirbeln mit dazwischenliegenden Zwischenwirbel- oder Bandscheiben. Diese bestehen aus einem Gallertkern und einem Faserring und tragen die volle Last des Körpers; ihre Hauptaufgabe ist, dafür zu sorgen, daß Stöße nicht auf den Halsbereich durchschlagen.

Bei einer Beugung der Wirbelsäule bewegt sich der Kern nach hinten, bei einer Streckung nach vorn und bei Seitwärtsbewegungen nach der gestreckten Seite. Die Beweglichkeit hängt davon ab, daß Kern und Faserring ihre Elastizität behalten; andernfalls kann es zu den gefürchteten Bandscheibenbeschwerden mit starken Nervenreizungen bzw. zu einem Bandscheibenvorfall kommen.

Mit dem Begriff „Wirbelsäule" kann man zweierlei verbinden: die Beweglichkeit und Dynamik eines Wirbels und die Festigkeit einer Säule. Tatsächlich sollte eine gesunde Wirbelsäule beides sein: beweglich und stabil.

Wirbelsäulenerkrankungen gehören zu den häufigsten Beschwerden des heutigen Menschen. Viele Menschen tragen ihre Probleme in Form von Verspannungen des Rückens mit sich herum.

Der westliche Mensch befindet sich ständig zwischen Verspannung und Auflösung. Auflösung meint den Zusammenbruch, Verspannung das verzweifelte Bemühen, uns – oder das Bild, das wir von uns abgeben wollen – aufrechtzuerhalten. Die Statistik spricht eine traurige Sprache: Jeder dritte Deutsche leidet heute ständig unter Rückenschmerzen, täglich werden über 100 Patienten in Deutschland an den Bandscheiben operiert. Wenn wir zur rechten Gelassenheit finden, d. h. loslassen lernen und trotzdem stabil, geerdet und zentriert sind, lösen sich viele Verspannungen von selbst auf. Gerade der Rücken mit seinen vielfältigen Beschwerden ist ein Projektionsfeld der Seele. Wir tragen auf unserem Rücken Probleme aus, die wir nicht ausdrücken und schon gar nicht lösen können. Es handelt sich in erster Linie um Überlastung, Überforderung, Existenzängste, aber auch um Widerstand gegen „sein Kreuz", das man zu tragen hat, also auch um unterdrückten Ärger und Zorn.

Ein Heer von Menschen leidet unter Neuralgien, Lumbalgien und Ischialgien, d. h. unter schmerzhaften Reizungen und Entzündungen der Nerven, die aus der Wirbelsäule her-

Die Sprache der Organe

austreten. Wirbelsäulendeformationen, Bandscheibenabnutzung durch einseitige Arbeit oder falsches Sitzen, Fußfehlstellungen – all dies sind körperliche Ursachen der genannten Leiden. Im psychischen Bereich sind es oft im übertragenen Sinn Lasten, die einem aufgebürdet sind, z. B. Sorgen, für die im Augenblick keine Lösung in Sicht ist. Oft meldet sich dann der Rücken.

Blüten: Olive – keine Energiereserven mehr, Oak – Erschöpfung, Willow – sich als Opfer des Schicksals fühlen, Aspen – diffuse Zukunftsängste, Elm – Überforderungsgefühle, Mimulus – Ängste, Heather – mangelndes Geborgenheitsgefühl, Beech – innere Starre, Kritiksucht, Centaury – mangelnde Abgrenzung, Elm – Überforderungsgefühle, Gorse – Hoffnungslosigkeit, Pine – Schuldgefühle

Muskeln

Sogar in unseren Muskeln tragen wir Erinnerungen mit uns herum. Häufig haben wir hier Gefühle gespeichert, mit denen wir den Umgang erst lernen müssen.

Die Muskeln sind zuständig für die aufrechte Körperhaltung, für Fortbewegung, für die Bewegungen der inneren Organe (Darm, Blase etc.), für den Bluttransport im Kreislaufsystem etc. Die Kontraktionen werden durch elektrische Erregungen ausgelöst, die über die zuführenden motorischen Nervenfasern vermittelt werden. Nicht erst seit den Erkenntnissen der Bioenergetik wissen wir, daß in den Muskeln Gefühle gespeichert werden.

Blüten: Agrimony – Fassade aufrechterhalten, Aspen – unerklärliche Ängste, Mimulus – Ängste, Larch – mangelndes Selbstbewußtsein, Chicory – Festhalten, Besitz ergreifen, Impatiens – Ungeduld, Red Chestnut – man macht sich zuviel Sorgen um andere, Rock Rose – panikartige Ängste, Rock Water – harte Selbstdisziplin, Vervain – übertriebener missionarischer Eifer, Vine – Dominanzstreben

Die Geschlechtsorgane

Die Brust

Die Brust als sekundäres Geschlechtsmerkmal der Frau steht für Weiblichkeit und für das nährende Prinzip. Unter den

Weibliches Seelenleben

Krebsarten nimmt das Mammakarzinom, wie der Brustkrebs in der Fachsprache heißt, sprunghaft zu. Fieberhaft versucht man herauszufinden, was die Ursachen sind: Vererbung, falsche Lebensweise, Umweltgifte, die sich besonders im Fettgewebe einlagern, Hormonstörungen usw.

Immunologen haben herausgefunden, daß das Krebswachstum oft durch Schockerlebnisse ausgelöst wird. So wird aus einer Forschungsarbeit berichtet, daß einige Zeit nach dem Tod der Mutter infolge Brustkrebs die Tochter ebenfalls daran erkrankte.

Das seelische Befinden der Frau hat direkte Auswirkungen auf den weiblichen Zyklus.

Denken Sie in so einem Fall daran, Angehörige eines Krebspatienten mit Blüten wie Aspen, Star of Bethlehem, Notfalltropfen und Red Chestnut zu behandeln.

Die seelischen Ursachen für Brusterkrankungen können vielfältig sein: Überforderung, mangelnde Abgrenzung, mangelnde Fähigkeit zu verzeihen, negatives Denken, Ängste.
Blüten: Centaury – mangelnde Abgrenzung, Honeysuckle – sich nicht von Vergangenem lösen können, Willow – innerer Groll, Holly – mangelnde Liebesfähigkeit, Gentian – Depression, Wild Rose – Resignation, Sweet Chestnut – tiefste Verzweiflung, Aspen – diffuse Ängste, Mimulus – benennbare Ängste

Weibliche Geschlechtsorgane

Zu den weiblichen Geschlechtsorganen gehören Eierstöcke, Eileiter und Gebärmutter sowie die Scheide. Sie dienen der Fortpflanzung, aber auch dem Glücks- und Lustempfinden. Patientinnen mit Problemen in diesem Bereich sind Stammkunden in der Arzt- und Naturheilpraxis. So ist z. B. der weibliche Zyklus ein zutiefst weibliches mondisches Geschehen und steht in enger Verbindung zum Seelenleben der Frau. Schmerzen in Unterleibsbereich hängen sehr oft mit seelischen Problemen zusammen, z. B. mit der Ablehnung der eigenen Weiblichkeit. Sehr viele Frauen leiden – ohne sich dessen völlig bewußt zu sein – unter einer früher einmal vorgenommenen Abtreibung. In Gesprächen höre ich dann

Die Sprache der Organe

manchmal heraus, daß nach vielen Jahren immer noch Schuldgefühle bestehen oder man sich nie ganz davon lösen konnte.

Ein weiteres, immer wiederkehrendes Thema in der Naturheilpraxis ist auch der unerfüllte Wunsch nach einem Kind – Sterilität hat sehr oft ihre Ursache in psychischen Problemen. Auch Krebserkrankungen im Unterleibsbereich nehmen immer mehr zu und sollten Anlaß sein nachzuforschen, ob nicht gerade in diesem Bereich viele unterdrückte Gefühle, viele Verletzungen schlummern, viele Verbote und Tabus wirksam sind. Besonders häufig sind Beschwerden in den Wechseljahren, die oft mit depressiven Verstimmungen einhergehen. Gerade in dieser Umbruchzeit, in der es ja in erster Linie um eine Neuorientierung geht, sind Bach-Blüten eine große Hilfe.

Potenzstörungen haben ihre Ursache oft im mangelnden Vertrauen in die eigene Person.

Blüten: Pine – Schuldgefühle, Rock Water – strenge moralische Normen, Walnut – in einer Krisensituation steckenbleiben, Wild Oat – Schwierigkeit, den eigenen Weg zu finden, Crab Apple – sich unrein fühlen, Star of Bethlehem – Schockerlebnisse

Männliche Geschlechtsorgane

Ähnliches gilt auch für den Mann, dessen Geschlechtsorgane ebenso empfindsam sind und in enger Verbindung mit der Seele stehen. Gerade bei Potenzstörungen und den tiefen Verunsicherungen, die sich daraus ergeben, kann man diesen Zusammenhang deutlich sehen. Die Potenz und die damit verbundene Zeugungskraft werden als Maßstab für den Wert der eigenen Persönlichkeit gesehen. Da die Funktion der Geschlechtsorgane eng mit der Tätigkeit der Hypophyse, der Hirnanhangsdrüse, verbunden ist, kann man deutlich die Einwirkung von Streß, Sorgen, Selbstzweifeln und Ängsten sehen.

Blüten: Larch – mangelndes Selbstbewußtsein, Cerato – mangelndes Vertrauen in die eigene Intuition, Mimulus – Ängste, White Chestnut – Gedankenzudrang, der nicht gestoppt werden kann, Olive – Energieverlust

Die Haut

„Aus der Haut fahren wollen", „sich in seiner Haut nicht wohl fühlen", „Das juckt mich / juckt mich nicht", „Etwas geht mir / geht mir nicht unter die Haut", „dünn- oder dickhäutig sein" …

Die Haut ist flächenmäßig unser weitaus größtes Organ. Sie trägt zur Aufrechterhaltung des Wärmehaushalts bei und bildet eine schützende Barriere zwischen Körper und Außenwelt, vor allem gegen Verletzungen und das Eindringen fremder Organismen.

Gleichzeitig ist die Haut auch Sinnesorgan. Mit ihren feinsten Empfangsorganen, den Rezeptoren, die aus freien Nervenenden bestehen, reagiert sie auf leiseste Berührung und ist in höchstem Maße empfänglich für Aggressionen oder Zärtlichkeit. Somit hat sie eine enge Beziehung zum Nervensystem und zur Psyche.

Vielfältige Aufgaben übernimmt unsere Haut. Als Sinnesorgan reagiert sie auf jede Form der Körperberührung und ist gleichzeitig ein Indikator für unsere Psyche.

Darüber hinaus hat die Haut eine wichtige Aufgabe für den Stoffwechsel, speziell den Wasser- und Salzhaushalt, und ist außerdem ein Atmungs- und Entgiftungsorgan. Was die letztgenannte Aufgabe angeht, ist sie auch in Zusammenhang mit Darm und Niere zu sehen. Da die Entgiftung über den Darm bei vielen Menschen heute gestört ist, übernimmt die Haut eine kompensatorische Aufgabe und ist oft übermäßig belastet.

Die steigende Zahl der Allergien ist ein deutlicher Hinweis darauf, daß hier eine empfindliche Balance gestört ist. Hauterkrankungen haben eine deutlich steigende Tendenz. Das liegt zum einen an den immer größer werdenden Umweltbelastungen, die uns auf immer mehr Substanzen in Luft, Wasser, in Nahrungsmitteln und Kleidung allergisch reagieren lassen – das Immunsystem ist nicht mehr in der Lage, mit diesen extrem vielen Stoffen fertig zu werden. Zum anderen zeigt die Haut aber auch Zeichen von Überforderung, von Abgrenzung, von Verletzung und Kränkung. Man spricht von „aggressiven Hautausschlägen" und „Juckkrisen". Nicht selten

Die Sprache der Organe

berichten Neurodermitispatienten von extremen Verschlimmerungen in Krisenzeiten ihres Lebens.

Blüten: Agrimony – Fassade aufrechterhalten, Water Violet – man hält andere Menschen auf Abstand, Centaury – man kann sich nicht abgrenzen, Crab Apple – man fühlt sich unrein, Olive – mangelnder Selbstschutz, Impatiens – Ungeduld, negativer Streß, Willow – innerer Groll

Gerade bei jugendlichen Aknepatientinnen hat sich die Bach-Blütentherapie sehr bewährt. Hier ist ein deutlicher Zusammenhang mit der Lebenssituation oft nicht zu übersehen. Die Angst vor dem anderen Geschlecht und gleichzeitig die Sehnsucht danach bestimmen häufig das Denken und Fühlen.

Blüten: Heather – man fühlt sich unbeachtet, ungeliebt, Larch – mangelndes Selbstwertgefühl

Das Nervensystem

„Etwas geht mir auf die Nerven", „Meine Nerven sind gespannt wie Drahtseile" …

Sind unsere Nerven „gespannt wie Drahtseile", so können sie die richtige Abstimmung von Reiz und Reaktion nur noch eingeschränkt erfüllen.

Unsere Nerven haben die Aufgabe, die Funktionen im menschlichen Körper aufeinander abzustimmen, d. h., sie müssen Reize aufnehmen, sie verarbeiten und Reaktionen veranlassen. Das Nervensystem wird unterteilt in das zentrale und das vegetative oder autonome Nervensystem. Das zentrale Nervensystem regelt die Aufnahme von Reizen aus der Außenwelt und unsere Reaktion darauf; so wird z. B. der Schmerzreiz von sensorischen Nervenenden in der Haut aufgenommen und zum Rückenmark geleitet. Jede Muskelbewegung, die wir machen, kommt über ein solch differenziertes Wechselspiel zwischen Nerven und Muskeln zustande.

Das vegetative oder autonome Nervensystem ist, wie der Name schon sagt, nicht unserem Willen unterworfen. Es stimmt die Funktionen der inneren Organe aufeinander ab. Mit seinen zwei Unterabteilungen, dem Sympathikus und dem Parasympathikus, wirkt es hinein in alle Organe, in alle

Das vegetative Gleichgewicht

Tätigkeiten des Körpers, und zwar, je nach Bedarf, anregend oder beruhigend. Bei einer vegetativen Dystonie, einer Diagnose, die häufig bei empfindlichen, nervösen Menschen gestellt wird, ist dieses harmonische Miteinander gestört, was sich in den unterschiedlichsten Beschwerden äußern kann.

Solcherart aus dem Gleichgewicht zu geraten ist in unserer hektischen Welt schon epidemisch verbreitet. Negative Gedanken, Gefühle von Haß und Wut, Angst und Sorge, Neid und Mißgunst überfluten den Menschen oft viele Stunden des Tages, ohne daß er sich dessen bewußt ist. Wir versuchen natürlich, diese Gefühle zu verdecken und „zivilisiert" miteinander umzugehen. Aber wie eine indische Weisheit sagt: „Der Körper ist der Ort der Wahrheit." Ständige Schmerzen, die uns versklaven, mahnen uns zur Auseinandersetzung mit uns selbst. Um dies zu vermeiden, werden in steigendem Maß Alkohol, Aufputsch-, Beruhigungs- und andere Suchtmittel konsumiert. Sucht bedeutet, daß wir von etwas abhängig sind, was außerhalb von uns liegt und wovon wir uns befriedigende Glücksgefühle erwarten. Aber gerade Suchtmittel erhöhen die Reizbarkeit der Nerven noch mehr, und die Chance, zur Ruhe zu kommen, wird im Lauf der Zeit immer geringer. Hier braucht man Geduld und Durchhaltevermögen, um aus dem zerstörerischen Kreislauf herauszukommen.

Nervliche Überlastung führt nicht selten zu Suchtproblemen: Damit beginnt ein Teufelskreislauf.

Blüten: Agrimony – starke innere Spannung, Suchtgefahr, White Chestnut – Gedankenzudrang, der nicht gestoppt werden kann, Holly – negative Gefühle, Hornbeam – mentale Überforderung, Vervain – übergroße Begeisterungsfähigkeit, Beech – Intoleranz, Wild Oat – Ziellosigkeit, Olive – Energieverlust

Kinder leiden besonders

Besonders belastet von der ständigen Reizüberflutung sind Kinder. Immer häufiger werden Kinder in ärztliche oder psychologische Behandlung gebracht, weil sie übernervös sind, sich nicht konzentrieren können oder in Kindergarten und Schule durch aggressives Verhalten auffallen.

Nicht selten hört man dann bei genauerem Befragen, daß die Kinder stundenlang vor dem Fernsehgerät sitzen, täglich

Die Sprache der Organe

Ehestreitigkeiten der Eltern anhören müssen usw. Eine solche Reizüberflutung schwächt das Nervensystem und begünstigt die Bereitschaft des Körpers zu erkranken.

In diesem Fall ist es natürlich nicht mit einer Blütenbehandlung getan. Notwendig ist vor allem die Bereitschaft der Eltern zu Mitarbeit und Veränderung. Dennoch können Bach-Blüten eine große Hilfe sein, um Störungen im Bereich des Nervensystems zu harmonisieren.

Blüten: Aspen – nicht benennbare Ängste, Mimulus – konkrete Ängste, Elm – Überforderungsgefühle, Vine – Dominanzstreben, Holly – Eifersucht, Clematis – Tagträumereien, Chestnut Bud – Schwierigkeiten, Gelerntes zu verarbeiten

Das Hormonsystem

Neueste Erkenntnisse belegen, daß es eine Abhängigkeit des Immunsystems vom Hormonsystem gibt. Die Hormonproduktion wiederum wird von einer ausgeglichenen Psyche begünstigt.

Hormone sind Botenstoffe des Lebens. Es sind körpereigene Wirkstoffe, die in Verbindung mit dem Nervensystem viele Vorgänge im Körper steuern: Wachstum, Fortpflanzung, Stoffwechsel usw. Der Begriff „Hormon" kommt aus dem Griechischen (hormao) und bedeutet soviel wie „antreiben, stimulieren". Die Hormone werden in den verschiedenen Hormondrüsen und auch im Gewebe gebildet. Zu den Hormondrüsen gehören: Hirnanhangsdrüse, Nebenschilddrüse, Schilddrüse, Nebennieren, Bauchspeicheldrüse sowie Keim- und Geschlechtsdrüsen.

Das Hormonsystem ist ein hierarchisch gegliedertes Netzwerk von Informationen. Es wird maßgeblich von Hypothalamus und Hypophyse, also vom Gehirn aus gesteuert. Die Funktion des Hypothalamus wiederum wird u. a. von Gedanken, Gefühlen und Vorstellungen beeinflußt. Er ist abhängig von bestimmten Rhythmen, was besonders gut beim weiblichen Zyklus sichtbar ist, der ja auch von Hormonen gesteuert wird. Harmonie ist die wichtigste Voraussetzung für ein funktionierendes Miteinander aller Hormondrüsen.

Die relativ junge medizinische Wissenschaft der Psychoneuroimmunologie legt eindrücklich dar, wie sehr das

Störungen im Hormonsystem

Immunsystem vom Hormonsystem abhängt und wie sehr dieses wieder von der Psyche bzw. den Emotionen abhängt.

So weiß man z.B., daß die Menstruation ausbleiben kann, wenn eine Frau seelische Schockerlebnisse oder extreme Ängste durchsteht. Der Zusammenhang zwischen übermäßiger seelischer Anspannung und der dauerhaft überhöhten Ausschüttung von Adrenalin ist ebenfalls längst bekannt. Eine weitere Verbindung zeigt sich in der Tätigkeit der Schilddrüse, die durch ungesunden Streß und Anspannung erhöht wird – und natürlich auch umgekehrt.

Vernetzung, Verbindung, Harmonie, Rhythmus, Balance zwischen männlicher und weiblicher Energie – all diese Begriffe haben mit der Funktionstüchtigkeit des Hormonsystems zu tun. Unsere äußere Situation ist allerdings oft eine völlig andere: Isolation, Einsamkeit, Verlust des eigenen Rhythmus, Überbewertung des Ego, Energieverschiebung zugunsten der männlichen Seite, d.h. oft Doppelbelastung von Familie und Beruf für die Frau usw. Wen wundert es da, daß wir so viele Störungen im Hormonsystem, so viele Probleme mit unserem Immunsystem haben?

Da es sich beim Hormonsystem und seinen Störungen um ein sehr komplexes Gebiet handelt, kommen viele verschiedene seelische Ursachen und daher auch viele Blüten in Frage, u.a.: Scleranthus – ständig wechselnde Stimmungen, Aspen – nicht benennbare Ängste, Mustard – depressive Verstimmungen, Impatiens – heftige Reaktionen, hervorgerufen durch Ungeduld, Rock Water – hohe Anforderungen an sich, Oak – Erschöpfung, Vine – Überaktivität, Agrimony – innere Unruhe, Clematis – mangelnde Wachheit, Gorse – Hoffnungslosigkeit, Vervain – Überaktivität, Walnut – Steckenbleiben in einer Krise.

Weil Störungen im Hormonsystem viele psychische Ursachen haben können, ist es nicht ganz einfach, die richtigen Blüten zu bestimmen.

Das Immunsystem

Das Immunsystem, die Krankheitsabwehr des Körpers, besteht aus verschiedenen Organen, zu denen u.a. Thymusdrüse und Milz, das Knochenmark als Bildungsstätte der

Die Sprache der Organe

weißen Blutkörperchen, und eine Unzahl von mobilen Immunzellen gehören. Es hat die Aufgabe, den Körper vor Viren, Bakterien, Pilzen und auch vor entarteten Körperzellen zu schützen. Es ist das System in unserem Körper, das wie kein anderes für unsere Gesundheit sorgt.

Ich möchte noch einmal kurz auf die Psychoneuroimmunologie eingehen. Der Begriff wurde 1980 von einem amerikanischen Psychologen aus der Erkenntnis heraus geprägt, daß die Psyche, Gehirn, Nerven- und Hormonsystem eng mit dem Immunsystem verknüpft sind. Auf wissenschaftlicher Grundlage wird seither die Vernetzung von Körper und Seele erforscht, die Verbindung von psychischer Befindlichkeit und Hormonausschüttung, von seelischen Streßsituationen und abnehmender Abwehrleistung usw.

Unsere Abwehrkräfte sind nicht immer gleich stark. Streßsituationen wirken nachweislich negativ auf unser Immunsystem, aber auch unbewältigte Ängste schwächen unsere Abwehr.

So ist es mittlerweile auch bei Schulmedizinern anerkannt, daß unsere Handlungen und Vorstellungen Einfluß auf das Immunsystem haben, daß z. B. durch übermäßigen Streß die Zahl der Abwehrkörper sinkt oder auch in die Höhe schnellt. Informations- und Reizüberflutung, zu große Bevölkerungsdichte und damit verbundener Streß, Glaubens- und Vertrauensverlust und fehlende Orientierung führen zu immer mehr Irritationen des Immunsystems und damit zu Allergien und noch schwereren Erkrankungen wie etwa Krebs.

Psyche und Krebs

An Problemen wie unbewältigten Verlusterlebnissen, negativen Gedanken wie der dauernden Angst vor Krankheit, mangelndem Vertrauen oder Sinnleere können wir erfolgreich arbeiten, während sich andere Bereiche, aus denen Gefahren kommen, wie Bestrahlung von Lebensmitteln, Atomversuche etc., unserem unmittelbaren Einfluß weitgehend entziehen. Aus diesem Grunde empfehle ich so sehr, Menschen mit Krebserkrankungen mit Bach-Blüten zu behandeln.

Wenngleich Aussagen wie „Krebspersönlichkeit" äußerst umstritten sind, scheint es sich doch immer mehr herauszukristallisieren, daß bestimmte Verhaltensweisen und bestimmte lang andauernde negative Gemütszustände die Entstehung dieser Krankheit begünstigen.

Konfliktfähigkeit und Anpassung

Zwischen den Erlebnissen in der frühkindlichen Entwicklung, der Befriedigung von Bedürfnissen, der Verarbeitung von Konflikten etc. und der Entstehung von Krebs besteht ein Zusammenhang – das ist heute unbestritten. Hoffnungslosigkeit, Verzweiflung, Verdrängung, Aufopferung, gehemmte Sexualität, großes Harmoniebedürfnis, mangelnde Fähigkeit, Wut und Ärger auszudrücken, fehlende Auseinandersetzung mit und Verarbeitung von Konfliktsituationen – all diese Merkmale können die Entstehung von Krebs begünstigen.

Bei Edward Bach finden wir immer wieder Hinweise, daß Krankheit dann entsteht, „wenn man zuläßt, daß sich andere in das eigene Leben einmischen", „daß man sich nicht gemäß seiner Seele entwickelt", „daß man in negativen Gemütssymptomen verharrt". Hier finden sich überraschende Ähnlichkeiten zu Aussagen von Ärzten und Therapeuten, die heute in diesem Bereich arbeiten.

Geht man davon aus, daß übermäßiges Angepaßtsein, Konfliktscheu und mangelnde Bereitschaft, sich zu wehren, zumindest schwächend auf das Immunsystem wirken, dann kann die Einnahme von Blüten wie Centaury, Larch oder Mimulus sinnvoll sein. Diese Pflanzen stärken die Kraft zur Auseinandersetzung, fördern den Mut, ohne Angst vor Liebesverlust zu seiner Meinung zu stehen. So können Konflikte besser durchgestanden oder vermieden werden, weil unser Gegenüber in uns diese Kräfte wahrnimmt und es statt zur Unterdrückung zu einer fairen Auseinandersetzung kommt.

Blüten: Centaury – mangelnde Abgrenzung, Konfliktscheu, Larch – zu geringes Vertrauen in die eigenen Fähigkeiten, Honeysuckle – keine Ablösung von Vergangenem, nicht überwundene Trennungen, Wild Rose – Resignation, Fatalismus, Aspen – nicht benennbare Ängste, Mimulus – Ängste, Gorse – das Gefühl, in einem tiefen Loch zu sitzen, Red Chestnut – mit den Gedanken zuviel bei anderen sein, Agrimony – mangelnde Fähigkeit, das auszudrücken, was in einem vorgeht, Water Violet – innere Kühle, Mangel an Körperkontakt und Zärtlichkeit, Pine – Schuldgefühle, Star of Bethlehem – nicht verarbeitete Schocksituationen, Holly – Haßgefühle

Mit den nebenstehenden Blüten können Sie Ihre Konfliktbereitschaft verbessern und damit Ihr Immunsystem stärken.

Mit
Meditation
heilen

Intuition, die innere Schau, ist die Fähigkeit, das Wesentliche unmittelbar zu erfassen. Das Wesentliche, also das Wesen eines Menschen, seine Eigenarten, sein So-Sein zu erkennen – darum geht es auch beim Finden der richtigen Bach-Blüte. Intuition nimmt das Verborgene wahr, den Schatten, den wir mit Hilfe unseres Intellekts oft nicht erkennen. Sie ist beim Finden der richtigen Blüte sehr wichtig, denn nur selten zeigen sich negative Seelen- oder Gemütszustände so offen, daß sie uns direkt zur richtigen Blüte führen. Intuitive Fähigkeiten hier einzusetzen ist jedem Fall eine große Bereicherung.

Die richtige Blüte finden

Die Bedeutung der Intuition

In der östlichen Philosophie gilt die Intuition als geistige Fähigkeit, die sich im Laufe einer spirituellen Entwicklung ausbildet. Jeder Mensch besitzt diese Fähigkeit, sie bedarf aber einer sorgfältigen Schulung. Intuition ist nicht zu verwechseln mit einem unbestimmten Gefühl, das man z. B. oft hat, wenn man mit einem Menschen zum ersten Mal in Kontakt kommt. Dieser erste Eindruck kann durch eine positive oder negative Begegnung mit einem anderen Menschen beeinflußt sein, an den man sich erinnert fühlt. Wirkliche Intuition ist nicht mehr an so ein Gefühl von Abneigung oder Zuneigung gebunden.

Intuition meint nicht den momentanen Eindruck oder den spontanen Einfall, sondern setzt eine bestimmte Haltung voraus, um die „innere Stimme" richtig zu verstehen.

Obwohl Bach, wie wir wissen, ein hervorragender Kenner der Botanik und überhaupt der Natur war, hat er letztlich alle 38 Blüten auf intuitivem Wege gefunden und sie erst nachträglich in einer Systematik geordnet, um sie so für den rationalen Verstand faßbar zu machen.

Die Voraussetzungen für eine erfolgreiche intuitive Suche sind:

- Die klare Absicht, d. h. die Bitte um eine Information aus dem tiefsten Innern
- Das Wissen um unser höheres Selbst
- Ein inneres Zur-Ruhe-Kommen, um das eigene Gedankenrad anzuhalten, um Platz zu schaffen für eine Information
- Ehrlichkeit, denn die Bereitschaft zur Selbsttäuschung ist groß
- Offenheit und Hingabebereitschaft für die Botschaft aus dem Inneren
- Vertrauen zum Prozeß, auch wenn er nicht gleich von Anfang an erfolgreich verläuft

Mit Meditation heilen

Unterstützende Heilmeditation

Sorgen Sie dafür, daß Sie eine Zeit nicht gestört werden, um ganz in die innere Stille zu kommen.

Wenn Sie durch die Lektüre des letzten Kapitels eine Blüte gefunden haben, von der Sie glauben, daß sie zu Ihren Problemen paßt, können Sie die entsprechende Heilmeditation, wie sie im nachfolgenden Teil beschrieben werden, anschließen.

Der kurze Meditationstext zu jeder Blüte soll dazu dienen, Sie tief mit der Blüte in Kontakt zu bringen und zusätzlich Ihre Geistes-, Willens- und Vorstellungskraft zu aktivieren. Dadurch sollen die Heilkräfte unterstützt werden – wenngleich die Bach-Blüten auch wirken, ohne daß wir etwas davon wissen. Es soll erreicht werden, daß wir uns bewußt machen, daß uns diese Pflanze den Weg zur Erkenntnis unseres eigenen Wesens öffnen soll.

Mit der Intuition erspüren und erkennen Sie Dinge, die dem Intellekt oft verborgen bleiben. Bei der Suche nach der richtigen Blüte ist diese Fähigkeit von großer Bedeutung.

Wenn Sie eine Mischung einnehmen, suchen Sie sich eine Pflanze aus – vielleicht eine, die bei Ihren Beschwerden öfter auftaucht – und konzentrieren sich zunächst darauf, was die Blüte in Ihnen bewirken soll.

Vorgehensweise

Setzen Sie sich bequem hin, atmen Sie ein paarmal tief ein und aus, und lassen Sie alle störenden Gedanken mit den Ausatmen los. Lassen Sie die Fotografie auf sich wirken, lesen Sie den kurzen Meditationstext ein paarmal durch, und verbinden Sie ihn mit der Vorstellung der Pflanze. Sie können dabei die Augen schließen. Wiederholen Sie den Text einige Male. Sie werden spüren, wie Sie das Wesen der Pflanze und ihre heilende Wirkung immer intensiver wahrnehmen, je öfter Sie mit ihr in Kontakt treten.

Betrachten Sie ausführlich die Fotos der einzelnen Blüten, schließen Sie dann die Augen, und entspannen Sie sich, indem Sie tief und regelmäßig atmen und mit dem Ausatmen immer wieder das Wort „Loslassen" wiederholen. Gedanken, die Ihnen durch den Kopf gehen, lassen Sie einfach weiterziehen, bis Sie spüren, daß Sie ruhiger werden.

Zur Ruhe kommen

Dann öffnen Sie sich in Ihrer Vorstellung wie ein Trichter nach oben oder stellen sich vor, daß Sie wie eine Schale sind, aufnahmebereit für das, was jetzt aus der geistigen Welt zu Ihnen kommen möchte. Stellen Sie jetzt eine klare Frage, z. B.: Welche von diesen Blüten, die ich vorher genau betrachtet habe, ist für mich wichtig? Warten Sie, bis Sie eine Information bekommen.

Haben Sie vor allem Geduld, und formulieren Sie nicht voreilig eine Antwort. Geduldiges Üben bringt Erfolg! Es kann sein, daß Ihnen jetzt ein Bild in den Sinn kommt oder auch die Bezeichnung der Pflanze. Die Intuition kann sich aber auch in ganz anderen Symbolen und Hinweisen äußern, die es dann zu entschlüsseln gilt.

Verweilen Sie dann einen Moment bei Ihrer Blüte oder Ihrem Symbol, bevor Sie sich bedanken und langsam wieder aus der tiefen Entspannung lösen. Atmen Sie ein paarmal tief ein, bewegen Sie langsam den Körper, bevor Sie die Augen wieder öffnen.

Sie können natürlich auch Ihre ganz persönliche Entspannungsmethode anwenden, um in die innere Stille zu kommen.

Licht und Schatten

In den nachfolgenden Beschreibungen der einzelnen Blüten sind die Begriffe „Licht-" und „Schattenseite" verwendet. So wie Licht und Schatten immer nur gemeinsam auftreten können, sind auch negative und positive seelische Zustände eine Einheit. Um negative Veranlagungen überwinden zu können, müssen wir sie als Teil unseres Selbst akzeptieren lernen. Wenn wir unsere dunklen Wesenszüge nicht annehmen, besteht die Gefahr, daß wir sie auf andere projizieren, für unser Unglück also immer andere verantwortlich machen. Damit bringen wir uns um viele Möglichkeiten, selbstverantwortlich auf den Ablauf unseres Lebens einzuwirken. Genauso, wie Bach-Blüten uns helfen können, unsere dunklen Seiten zu erkennen, helfen sie uns, unsere lichten zu fördern.

Deshalb werden bei der Beschreibung der Blüten negative und positive Zustände genannt, eine „Lichtseite" und eine „Schattenseite", die mit der jeweiligen Blüte in Verbindung stehen. Ein „Schlüsselwort" in der Überschrift faßt den Gehalt der jeweiligen Licht- oder Schattenseite zusammen.

Agrimony · Odermennig

Hilfreich bei

Verspannungen, Kopfschmerzen, Migräne, Zyklusstörungen durch Streß, nächtlichem Zähneknirschen, Nervenschmerzen, Akne, Leberschwäche, Suchtproblemen, Hautproblemen.

Schattenseite: Fassade aufrechterhalten, innere Spannung

Nähe kann für manche Menschen bedrohlich sein – lieber pflegen sie viele oberflächliche Beziehungen. Besitzen sie erst den Mut, anderen zu zeigen, wie ihnen zumute ist, so entsteht die fehlende Nähe ganz von allein.

Sorgen und Probleme werden hinter einer fröhlichen Maske verborgen; man ist innerlich unruhig, ein guter Unterhalter, auf jeder Party beliebt; man kann schwer mit sich allein sein; man hat Angst vor dem, was im Unterbewußten schlummert; Streß wird mit Hilfe von Alkohol, Zigaretten, Kaffee bewältigt.

Lichtseite: Ehrlichkeit, Konfliktfähigkeit

Man hat die Fähigkeit, sich mit sich selbst zu beschäftigen und auseinanderzusetzen, den Mut, anderen im richtigen Maße zu zeigen, wie einem zumute ist; man kann Verletzlichkeit zeigen; man kann fröhlich sein, obwohl man Sorgen hat, und andere aufmuntern, weil man beide Seiten kennt.

Heilmeditation

*I*ch nehme die Blüte mit meinen inneren Sinnen wahr. Ich spüre die Heilkraft, die von dieser Pflanze ausgeht, sie erfüllt meinen ganzen Körper. Ich kann diese Energie an jede Stelle meines Körpers, zu jedem Organ lenken. Ich fühle, wie Ruhe in mir einkehrt, wie im Spiegel nehme ich mich selbst wahr, wie ich bin, ehrlich und ohne Maske.

Ich bin *die* *ich bin.*   *Ich bin* *der* *ich bin.*

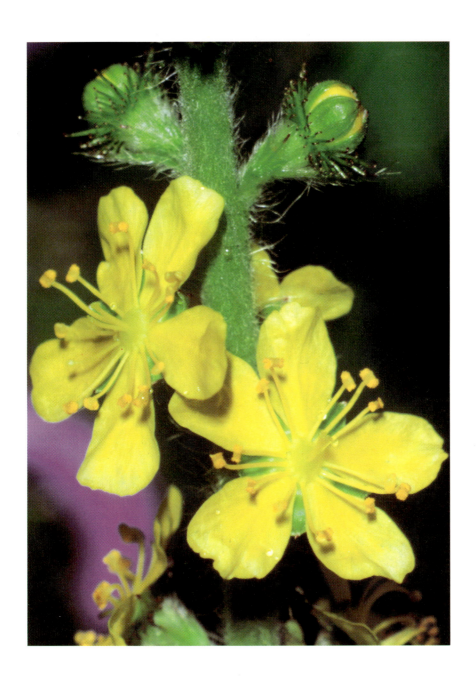

Aspen · Zitterpappel

Hilfreich bei

Herzbeschwerden (Arrhythmien, Herzstolpern), Schweißausbrüchen, Nierenproblemen, Verspannungen, Schlaflosigkeit, Darmproblemen, Rückenproblemen.

Schattenseite: Ängste, Vorahnungen

Unerklärliche Ängste, Verfolgungswahn, vage Vorahnungen, nächtliches Erwachen durch schlimme Träume, Angst vor der Angst; man hat Ängste, die z. B. durch Filme oder schlimme Zeitungsmeldungen ausgelöst werden und sich verselbständigen; man ist gegenüber negativen Energien zu offen.

Lichtseite: Furchtlosigkeit und Stärke

Furchtlosigkeit und Stärke, wirklich drohenden Gefahren zu begegnen; bessere Abgrenzung gegenüber negativen Energien, Erkenntnis des eigenen destruktiven Potentials, gute Intuition.

Was man nicht benennen und erklären kann, was nur im Traum sich zeigt, macht einem Menschen angst. Begibt er sich in konkrete Gefahrensituationen, so kann ihn dies gegen seine Ängste stärken.

Heilmeditation

Ich nehme die Blüte mit meinen inneren Sinnen wahr, ich spüre die Heilkraft, die von dieser Pflanze ausgeht, sie erfüllt meinen ganzen Körper. Ich kann diese Energie an jede Stelle meines Körpers lenken, ich fühle, wie Klarheit und Furchtlosigkeit sich in meinem physischen Körper mit jedem Atemzug mehr und mehr ausbreiten.

Ich bin **furchtlos** *und voll* **Vertrauen.**

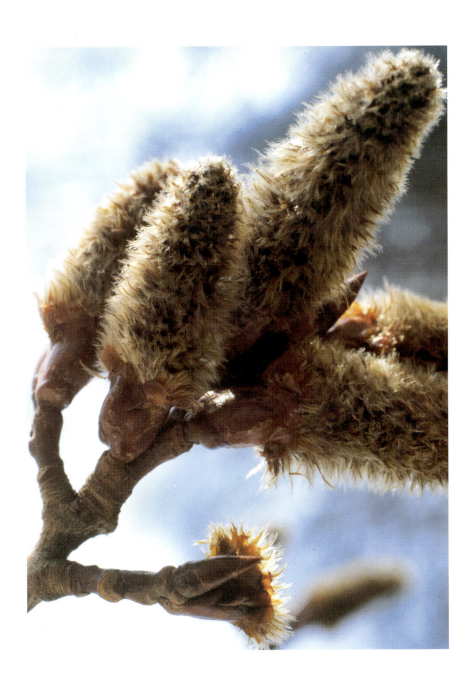

Beech · Rotbuche

Hilfreich bei
Halsentzündungen, Unterleibsproblemen, hohem Blutdruck, Rückenproblemen, Schmerzzuständen.

Schattenseite: Mangelnde Toleranz, Kritiksucht

Starre Moralvorstellungen und ständige Kritik sind Gemütszustände, die manche Menschen prägen. Im Positiven sind sie in der Lage, den Mitmenschen mit allen seinen Seiten anzunehmen, da sie sie bei sich selbst akzeptieren.

Man erkennt und verurteilt sehr schnell die Fehler der anderen, fühlt sich überlegen, hat kein Mitgefühl; man kritisiert ständig, ohne sich dessen bewußt zu sein, sieht seinen eigenen Anteil an Problemen nicht.

Lichtseite: Nachsicht und Verständnis
Man fördert andere durch konstruktive Kritik; man übt Nachsicht in der Erkenntnis, daß „alle in einem Boot" sitzen, sieht im anderen in erster Linie den Menschen mit Licht- und Schattenseiten und erst dann den Geschäftspartner etc.; man sieht seine eigenen Schattenseiten und kann sie besser annehmen.

Heilmeditation

Ich nehme die Blüte mit meinen inneren Sinnen wahr, ich spüre die Heilkraft, die von dieser Pflanze ausgeht, sie erfüllt meinen ganzen Körper. Ich kann sie an jede Stelle meines Körpers, zu jedem Organ lenken. Ich fühle Verständnis für meine Mitmenschen, ich sehe die tieferen Beweggründe ihres Handelns.

Ich bin mit allen Lebewesen *in Liebe verbunden.*

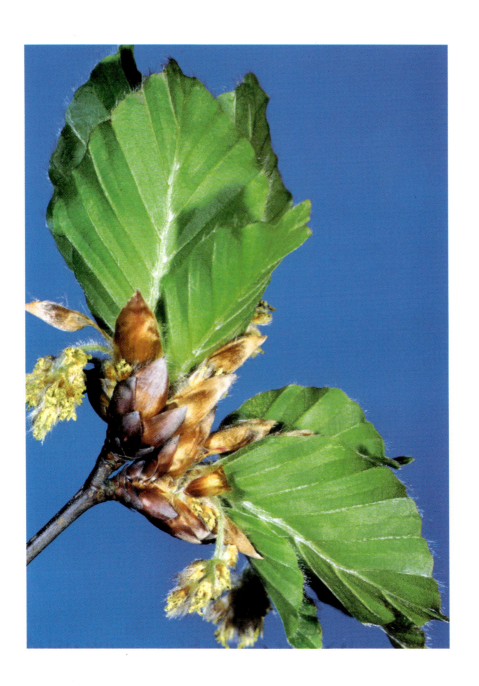

Centaury · Tausendgüldenkraut

Hilfreich bei

Anämie, Abwehrschwäche, Krebs, Hautproblemen, Abmagerung, Rekonvaleszenz, Magenproblemen, Parasiten- oder Pilzbefall, Lungen- und Bronchienproblemen, Rückenproblemen.

Schattenseite: Mangelnde Abgrenzung

Aus Angst vor Aggression entwickeln manche Menschen keine Individualität. Haben sie aber erst den Mut, zur eigenen Identität zu finden, können sie einer Fremdbestimmung widerstehen.

Nachgiebiges Wesen, schwach ausgeprägter Wille, unterwürfiges Verhalten, Abhängigkeit; man kann nicht nein sagen, hat zu vage Vorstellungen von den eigenen Zielen.

Lichtseite: Abgrenzung, Widerstandskraft

Entwicklung der eigenen Individualität, der eigenen Identität; man hat den Mut, den eigenen Weg zu gehen; man dient dem Leben und nicht einzelnen Menschen; man steht zu seiner eigenen Meinung, auch wenn man mit Widerstand rechnen muß.

Heilmeditation

Ich nehme die Blüte mit meinen inneren Sinnen wahr, ich spüre die Heilkraft, die von dieser Pflanze ausgeht, sie erfüllt mich ganz. Ich kann sie an jede Stelle meines Körpers, zu jedem Organ lenken. Ich fühle, wie ich meinen inneren Raum ausfülle, bis zu meiner natürlichen Grenze, ich spüre die Kraft in mir, mich durchzusetzen, meinen eigenen Weg zu gehen.

Ich bin **selbst***bewußt.*

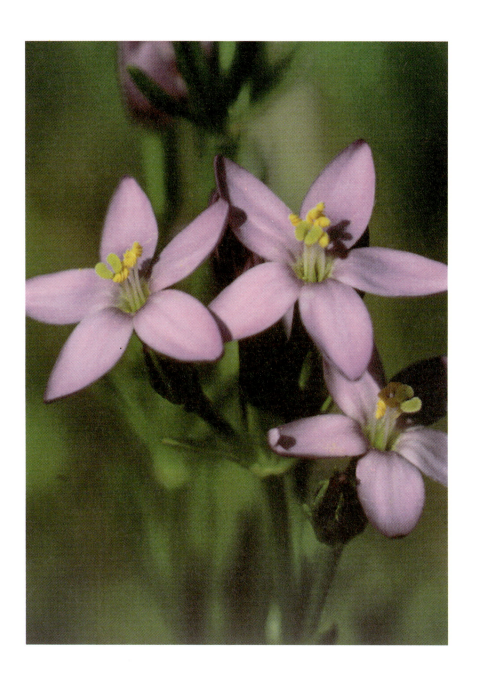

Cerato · Bleiwurz

Hilfreich bei

Schmerzhaften Verspannungen, nervösen Schlafstörungen, Kopfschmerzen, Herzproblemen, Anämie, Abwehrschwäche.

Schattenseite: Unsicherheit, mangelnde Entscheidungskraft

Manche Menschen sind ständig auf der Suche nach Entscheidungshilfen, da sie ihrer eigenen Fähigkeit nicht trauen. Erst das Vertrauen in die eigene Intuition kann ihnen weiterhelfen.

Unsicherheit, mangelndes Vertrauen in die eigenen Fähigkeiten; man sucht immer wieder den Rat anderer, kann ihn aber dann doch nicht befolgen; man sucht immer neue Erkenntnis- und Entscheidungshilfen (wie Tarot, Astrologie etc.); man läuft Gefahr zu imitieren, statt dem eigenen Impuls zu folgen.

Lichtseite: Vertrauen in die innere Führung

Vertrauen in die eigene Intuition, Weisheit statt Vielwissen; man kommt davon ab, alles mit dem Intellekt verstehen zu wollen, und lernt, sich auf die innere Führung zu verlassen; man lernt, Entscheidungen zu treffen, ohne sich bei anderen rückzuversichern.

Heilmeditation

Ich nehme die Blüte mit meinen inneren Sinnen wahr, ich spüre die Heilkraft, die von dieser Pflanze ausgeht, sie erfüllt mich ganz. Ich kann sie an jede Stelle meines Körpers, zu jedem Organ lenken. Ich fühle die Verbindung zu meiner inneren Führung. In Kontakt mit meinem höheren Selbst schwindet aller Zweifel.

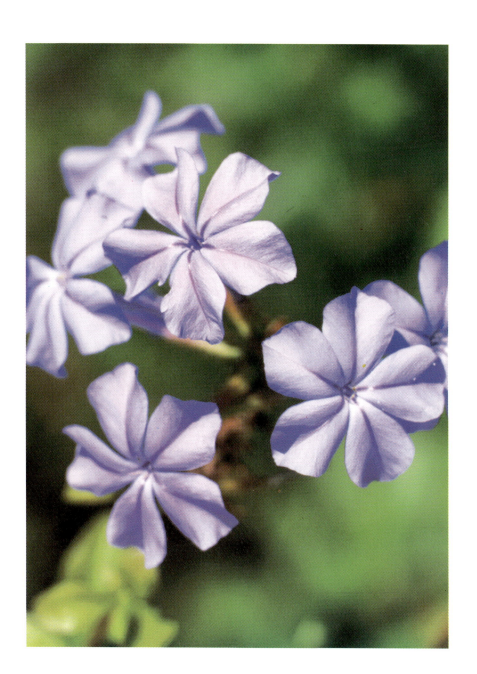

Cherry Plum · Kirschpflaume

Hilfreich bei

kolikartigen Schmerzen (Galle, Niere), Menstruationskrämpfen, Migräne, Asthma bronchiale, Bulimie, nächtlichem Zähneknirschen, Magenschleimhautentzündung, Magengeschwür, hohem Blutdruck.

Schattenseite: Angst vor negativen Emotionen

Die Angst, seine Emotionen nicht mehr im Zaum halten zu können und einem anderen etwas anzutun, beeinträchtigt das Leben mancher Menschen. Doch auch konstruktive Ausdrucksformen können gefunden werden.

Starke innere Anspannung, Temperamentsausbrüche aus „heiterem Himmel", Terror- und Panikgefühle; man hat Angst, verrückt zu werden; man fühlt sich wie ein „Wolf im Schafspelz", ist selbstmordgefährdet; man hat Angst, sich zu entspannen und loszulassen.

Lichtseite: Innerer Friede

Man lernt, mit Wut und Aggression konstruktiv umzugehen, erkennt, daß gestaute Energie sehr destruktiv ist; man lernt, sich zu entspannen, innere Anspannung in konstruktiver Form zum Ausdruck zu bringen, bevor man „explodiert".

Heilmeditation

Ich nehme die Blüte mit meinen inneren Sinnen wahr, ich spüre die Heilkraft, die von dieser Pflanze ausgeht, sie erfüllt mich ganz. Ich kann sie an jede Stelle meines Körpers, zu jedem Organ lenken. Ich fühle wie Ruhe und Gelassenheit in mir einkehren, ich fühle, wie aller Druck von mir weicht.

Ich meistere die Situation.

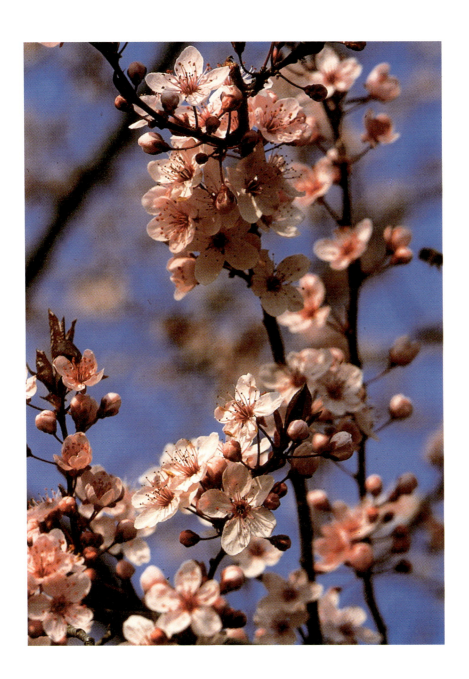

Chestnut Bud · Kastanienknospe

Hilfreich bei

Dauernd wiederkehrenden Beschwerden, wiederkehrenden Infekten, Hypotonie, Verdauungsstörungen.

Schattenseite: Mangelnde Lernfähigkeit

Lernblockaden, Prüfungsängste, Vergeßlichkeit; man macht immer wieder die gleichen Fehler; man baut Widerstand gegen die Lektionen des Lebens auf; man kann seine Situation nicht annehmen, weil man sie nicht versteht.

Lichtseite: Bessere Integration des Gelernten

Man läßt sich genügend Zeit, eine Situation zu verstehen und zu verarbeiten, bevor man nach neuen Zielen strebt; man merkt sich Dinge besser, weil man gründlich zuhört und sie verarbeitet; man lernt, Lebensaufgaben besser zu verstehen und sie damit besser anzunehmen.

Vor allem Kinder haben oft Widerstände gegen das Lernen, weil sie aus ihren Erfahrungen nicht die richtigen Schlüsse ziehen. Wichtig ist es deshalb, genügend Zeit für die Annahme und Verarbeitung von Neuem zu lassen.

Heilmeditation

Ich nehme die Blüte mit meinen inneren Sinnen wahr, ich spüre die Heilkraft, die von dieser Pflanze ausgeht, sie erfüllt mich ganz. Ich kann sie an jede Stelle meines Körpers, zu jedem Organ lenken. Ich fühle, wie sich mein Bewußtsein öffnet, aufgenommenes Wissen wandelt sich zu eigenem, das sich in mein Denken eingliedert.

Ich bin fähig,
Wissen
aufzunehmen und es
zu verarbeiten.

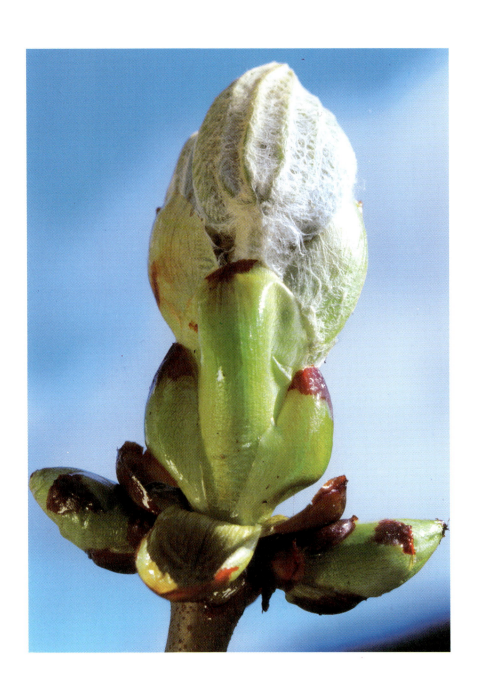

Chicory · Wegwarte

Hilfreich bei

Magengeschwüren, Asthma, Bronchitis, Migräne, Herzbeschwerden, Verspannungen, depressiven Beschwerden, Gallestauungen, Verstopfung, Blasenproblemen.

Schattenseite: Besitzanspruch

Selbstaufopferung für andere, Liebe, die an Bedingungen geknüpft ist, sind verbunden mit übersteigerten Erwartungen. Vorbehaltlose Liebe, Fürsorge ohne Gegenleistung sind die positiven Gemütszustände.

Besitzergreifende Persönlichkeit, übertriebene Fürsorge, Erwartungshaltung; man weiß immer, was für die anderen gut ist, übt liebevollen Druck aus; man opfert sich für andere auf und ist frustriert, weil man dabei selbst zu kurz kommt.

Lichtseite: Gesunde Selbstliebe, Liebe und Loslassen

Man lernt lieben und gleichzeitig loslassen; man akzeptiert, daß sich niemand in das Leben eines anderen Menschen einmischen darf, weil niemand dessen Lebensplan kennt; man sorgt für andere, ohne Gegenleistungen zu erwarten; man wendet keine Tricks an, um bei anderen etwas zu erreichen.

Heilmeditation

Ich nehme die Blüte mit meinen inneren Sinnen wahr, ich spüre die Heilkraft, die von dieser Pflanze ausgeht, sie erfüllt meinen ganzen Körper. Ich kann diese Energie an jede Stelle meines Körpers, zu jedem Organ lenken. Ich fühle mich geliebt und angenommen und kann diese Liebe nach außen zu meinem Mitmenschen strömen lassen.

Ich fühle
bedingungslose
Liebe in mir.

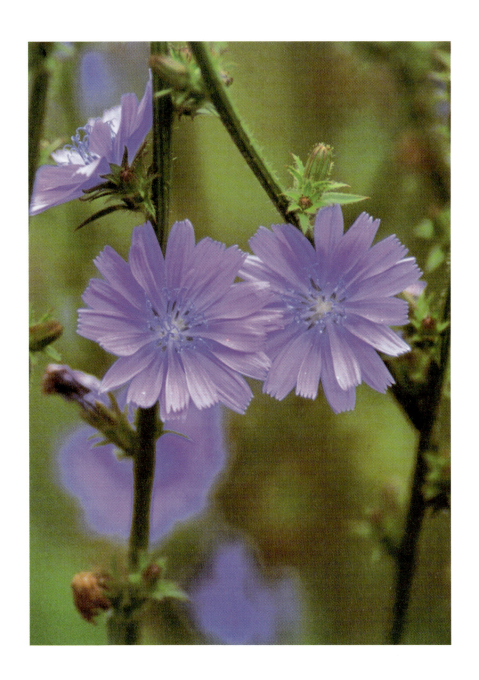

Clematis · Weiße Waldrebe

Hilfreich bei

Nachlassender Seh- und Hörfähigkeit, niedrigem Blutdruck, schlechter Durchblutung, Magenproblemen durch verminderte Magensäure, Abwehrschwäche, Anämie, Schilddrüsenunterfunktion, Amenorrhöe.

Schattenseite: Tagträume, Zukunftsträume

Einige Menschen sind zu sehr mit ihren Tagträumen und Phantasien beschäftigt. Sie müssen lernen, im Hier und Jetzt zu sein, ohne ihre Phantasie zu verlieren.

Interesselosigkeit, Langeweile, Melancholie; man ist mit den Gedanken mehr in der Zukunft als in der Gegenwart; man hängt Visionen von besseren zukünftigen Zeiten nach, hat wenig Aufmerksamkeit für das, was rundherum vorgeht, und wird damit unvorsichtig und geistesabwesend.

Lichtseite: Wachheit, gute Erdung

Realitätsbezug, Wachheit; man lernt, im Hier und Jetzt zu sein; man bringt mehr Umsicht im täglichen Leben und mehr Interesse für andere auf.

Heilmeditation

Ich nehme die Blüte mit meinen inneren Sinnen wahr, ich spüre die Heilkraft, die von dieser Pflanze ausgeht, sie erfüllt meinen ganzen Körper. Ich kann diese Energie an jede Stelle meines Körpers, zu jedem Organ lenken. Ich fühle, wie Lebendigkeit und Wachheit mich erfüllen, meine Sinne sind geschärft für alle Wahrnehmungen.

Ich bin ganz im Hier und Jetzt.

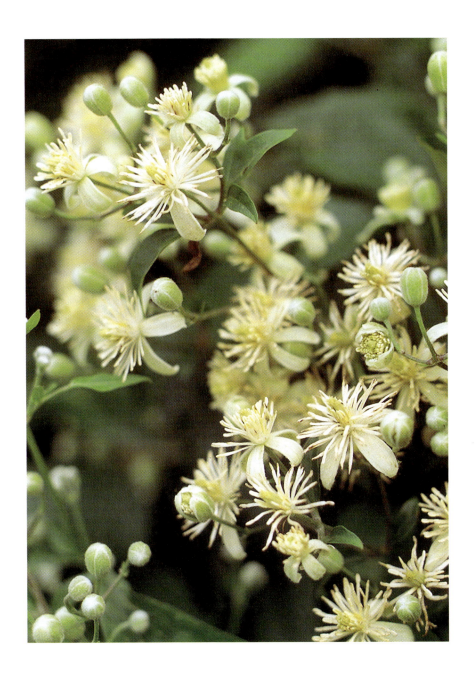

Crab Apple · Holzapfel

Hilfreich bei

Hautproblemen wie Akne oder Schuppenflechte, Autoaggressionserkrankungen, Verstopfung oder Durchfall, Parasiten- oder Pilzbefall.

Schattenseite: Zwanghaftes Verhalten

Ein Mensch, der sich innerlich unrein und nicht geliebt fühlt, ist oft auch von Schuldgefühlen geplagt. Er wird sich besser fühlen, wenn er den eigenen Schatten annimmt, seine Unvollkommenheit akzeptiert.

Zwanghaftes Verhalten wie Waschzwang, zwanghaftes Kontrollieren, Detailkrämerei; man fühlt sich innerlich unrein, häßlich usw. oder ekelt sich vor Schmutzigem, Unreinem; man hat das Gefühl, dauernd fasten zu müssen, weil man vergiftet oder verschlackt ist; man hat Angst, von anderen infiziert zu werden, oft mit Schuldgefühlen verbunden.

Lichtseite: Loslassen zwanghafter Gedanken, Reinigung

Ein gesundes Gefühl für Reinhaltung von Körper und Seele durch reine Nahrung und reine Gedanken; man kann Unvollkommenheit ertragen, ohne sich dafür abzulehnen.

Heilmeditation

Ich nehme die Blüte mit meinen inneren Sinnen wahr, ich spüre die Heilkraft, die von dieser Pflanze ausgeht, sie erfüllt mich ganz. Ich kann sie an jede Stelle meines Körpers, zu jedem Organ lenken. Ich stelle mir vor, wie eine blaue Flamme meinen ganzen Körper reinigt, jedes Organ, jede Zelle, das blaue Licht reinigt auch meine Gedanken und Gefühle.

Ich bin frei.

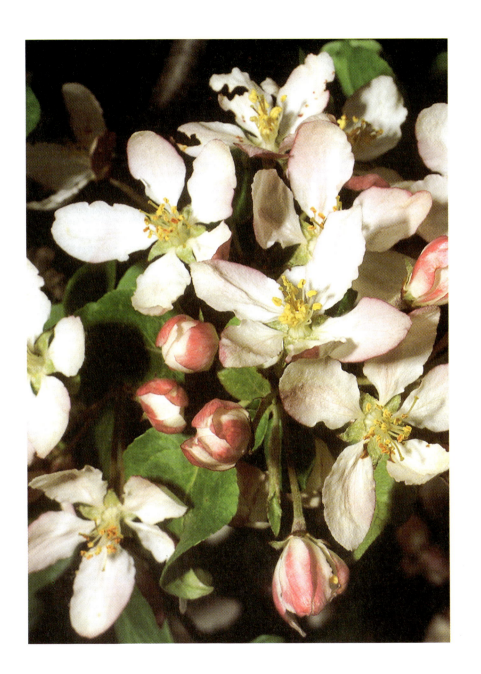

Elm · Ulme

Hilfreich bei

Rekonvaleszenz, Rücken- und Bandscheibenbeschwerden, verspannten Schultern, bevorstehender Operation, Schwangerschaftsproblemen, Leistenbruch, Zahnproblemen, Magenproblemen, Neigung zu Infekten, Anämie.

Schattenseite: Überforderungsgefühle

Lampenfieber, Prüfungsängste, Selbstzweifel durch zu große Verantwortung und zu großen Druck, Verzagtheit durch Probleme oder Sorgen.

Lichtseite: Kraft, sich seiner Verantwortung zu stellen

Rückverbindung zur eigenen Kraft; man erkennt, daß man nicht alles meistern und schaffen muß, daß man übermäßige Forderungen abwehren und fremde Hilfe annehmen kann.

Menschen, die sich überfordert fühlen, reagieren oft mit Verzagtheit. Der Sorgenberg wird für sie unüberwindbar. Sie lernen, wieder fremde Hilfe anzunehmen und trotzdem der eigenen Energie zu vertrauen.

Heilmeditation

Ich nehme die Blüte mit meinen inneren Sinnen wahr, ich spüre die Heilkraft, die von dieser Pflanze ausgeht, sie erfüllt mich ganz. Ich kann diese Energie an jede Stelle meines Körpers, zu jedem Organ lenken. Ich spüre, wie ich mit jedem Einatmen neuen Mut und neue Kraft aufnehme, ich vertraue, daß mir für jede Aufgabe auch die notwendige Energie geschenkt wird.

Ich bin bereit.

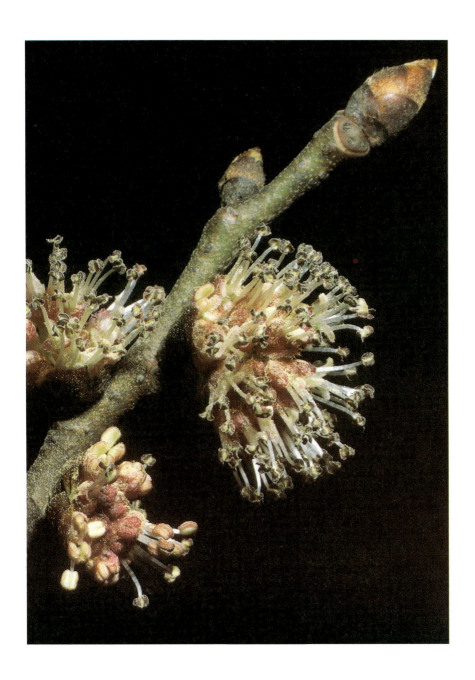

Gentian · Herbstenzian

Hilfreich bei

Autoaggressionserkrankungen, Allergien, Leberproblemen, Nervenstörungen, Störungen im Immunsystem, Krebs.

Schattenseite: Zweifel, Entmutigung

Oft wird eine negative Erwartung allein durch übertriebene Angst davor bestätigt. Deshalb ist es wichtig, immer auch die positiven Seiten des Lebens zu sehen.

Pessimismus, Skepsis, Zweifel bis hin zum Zweifel am Leben, negative Erwartungshaltung, „sich selbst erfüllende Prophezeiung"; Depression bei bekannter Ursache, z. B. nach Rückschlägen und Mißerfolgen im Beruf; mangelnder Glaube, Überbewertung des Intellekts.

Lichtseite: Positive Lebenseinstellung, Vertrauen

Mut, Durchhaltevermögen, Zuversicht, Glaube; man erkennt, daß man die eigene Realität gestaltet; man lernt, eine Situation auch einmal von der positiven Seite zu sehen.

Heilmeditation

Ich nehme die Blüte mit meinen inneren Sinnen wahr, ich spüre die Heilkraft, die von dieser Pflanze ausgeht, sie erfüllt mich ganz. Ich kann diese Energie an jede Stelle meines Körpers, zu jedem Organ lenken. Ich öffne mich für die Geschenke des Lebens, für Glück und Erfolg.

Ich empfinde die

positiven Aspekte

jedes

Erlebnisses.

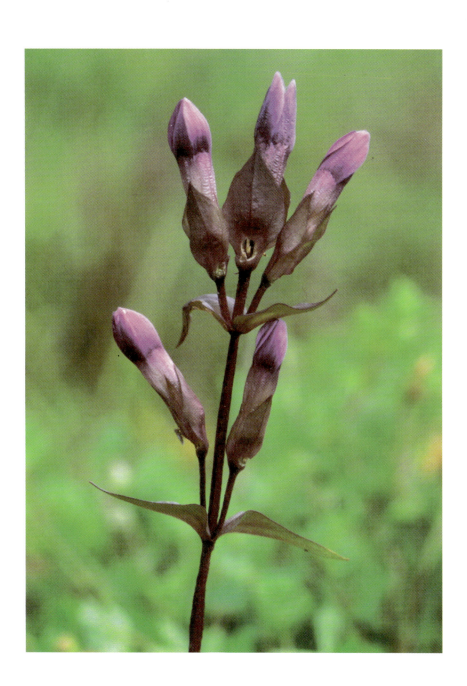

Gorse · Stechginster

Hilfreich bei

Niedrigem Blutdruck, Schilddrüsenunterfunktion, Amenor-rhöe, Krebserkrankungen, Rückenbeschwerden, nachlassen-der Herzleistung, erschwerter Atmung.

Schattenseite: Hoffnungslosigkeit, Pessimismus

Viele Menschen fühlen sich heute verlassen und reagieren darauf mit Apathie oder tiefer Depression. Die Situation erscheint ihnen ausweglos. Sie müssen lernen, den eige-nen Lebenswillen wieder zu erkennen.

Hoffnungslosigkeit, Verlassenheitsgefühle, Depression; man glaubt fest, daß es nichts gibt, was einem helfen kann; man sendet Doppelbotschaften an seine Umwelt: „Helft mir doch – mir kann ja doch niemand helfen."

Lichtseite: Hoffnung, Lebenswillen

Vertrauen in die innere Führung; man lernt, aktiv an einer Veränderung zu arbeiten, seinen Widerstand gegen Hilfe auf-zugeben, sich mit positiven Veränderungsmöglichkeiten zu beschäftigen.

Heilmeditation

Ich nehme die Blüte mit meinen inneren Sinnen wahr, ich spüre die Heilkraft, die von dieser Pflanze ausgeht, sie erfüllt mich ganz. Ich kann diese Energie an jede Stelle meines Körpers, zu jedem Organ len-ken. Ich spüre meinen Atem tief im Bauch- und Beckenraum, ich spüre meinen Atem bis hinaus zum Scheitel, mit jedem Atemzug aus der Dunkelheit zum Licht.

Ich bin **voller Hoffnung.**

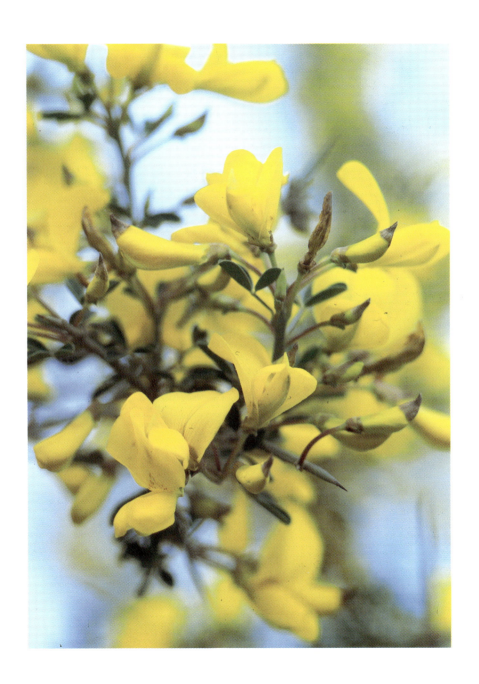

Heather · Schottisches Heidekraut

Hilfreich bei

Nervenstörungen, Halsentzündungen, Kopfschmerzen, Migräne, Magenproblemen, Rückenproblemen, Akne.

Schattenseite: Übermäßige Selbstbezogenheit

Übersteigerte Selbstbezogenheit ist oft auch bei jungen Menschen zu spüren, die sich zuwenig beachtet und geliebt fühlen. Sie lernen sich selbst annehmen, indem sie ein besserer Zuhörer für andere und sich selbst werden.

Innere Einsamkeit; man kann nicht allein sein; Anklammern an andere Menschen, mangelndes Geborgenheitsgefühl; man hat ein übersteigertes Mitteilungsbedürfnis, spricht dabei meist von eigenen Problemen, will im Mittelpunkt stehen; man hat das Gefühl, nicht beachtet zu werden.

Lichtseite: Einfühlungsvermögen

Man lernt, ein Partner für andere zu werden, Verständnis für die Sorgen anderer aufzubringen, wird ein guter Ratgeber; man erkennt, daß die eigenen Probleme oft gar nicht so groß sind; man lernt sich annehmen und lieben, indem man öfter mal allein bleibt und sich mit sich selbst beschäftigt.

Heilmeditation

Ich nehme die Blüte mit meinen inneren Sinnen wahr, ich spüre die Heilkraft, die von dieser Pflanze ausgeht, sie erfüllt mich ganz. Ich kann diese Energie an jede Stelle meines Körpers, zu jedem Organ lenken. Ich fühle mich entspannt und gelöst, ganz bei mir selbst, ich fühle mich geschützt.

Ich bin
eingehüllt
in *Licht* und *Wärme.*

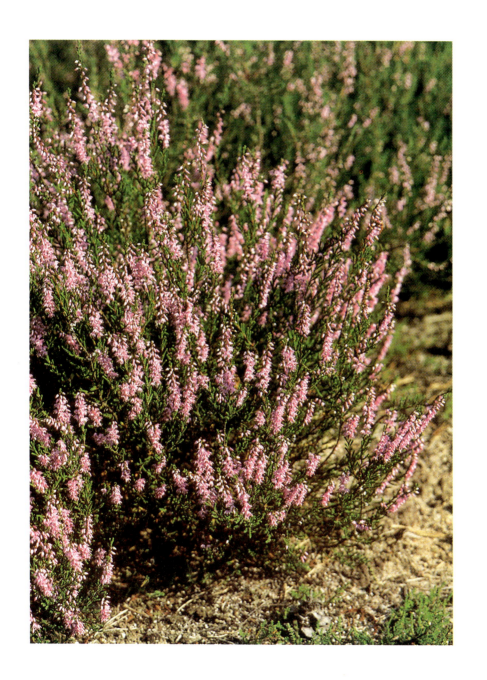

Holly · Stechpalme

Hilfreich bei

Geschwüren aller Art, chronischen Schmerzzuständen, Leber-Galle-Problemen, Herzbeschwerden.

Schattenseite: Negative Gefühle

Eifersucht, Mißgunst, Rachegedanken, mangelnde Liebesfähigkeit, starke Projektion auf andere; Unfähigkeit, die eigenen Schattenseiten zu erkennen; Aggression, Gewalttätigkeit.

„Giftige" Gefühle verderben unseren Körper und unser seelisches Befinden. Die Einsicht in diese eigenen Schattenseiten ist die Voraussetzung für echte Liebesfähigkeit.

Lichtseite: Liebe

Demut, Abbau von Feindbildern, Erfahrung von echter Liebe; man erkennt, daß negative Gedanken, die wir gegen andere hegen, zu uns zurückkommen; man gewinnt die Fähigkeit, den eigenen Schatten zu erkennen und daran zu arbeiten.

Heilmeditation

Ich nehme die Blüte mit meinen inneren Sinnen wahr, ich spüre die Heilkraft, die von dieser Pflanze ausgeht, sie erfüllt mich ganz. Ich kann diese Energie an jede Stelle meines Körpers, zu jedem Organ lenken. Ich fühle, wie die Dunkelheit um mich herum schwindet, ich spüre den Atem, wie er durch den Körper fließt, ich lenke ihn hinauf zu meinem Scheitel.

Ich öffne mich für die kosmische Energie und Liebe.

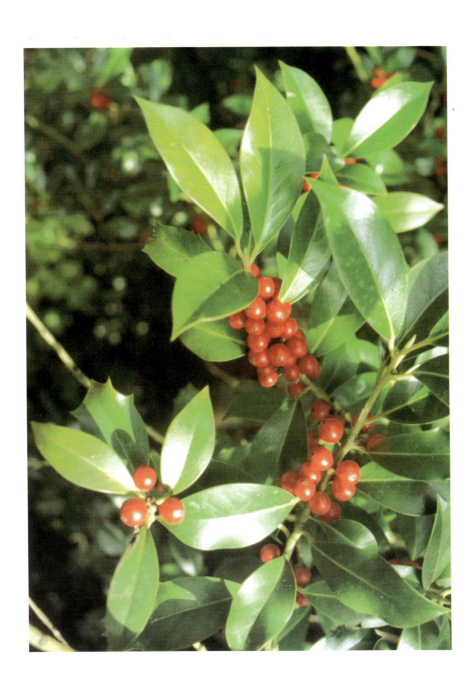

Honeysuckle · Geißblatt

Hilfreich bei

Mangelzuständen jeder Art, Neigung zu Unterzucker; Problemen mit Bauchspeicheldrüse, Lunge oder Darm; Asthma.

Schattenseite: Bindung an Vergangenes

Trauer, Heimweh, Gedanken von Schuld und Reue; man hängt vertanen Chancen nach, kann sich nicht von der Vergangenheit lösen, hängt seinen Erinnerungen nach und versäumt dabei das Leben; man nimmt positive Dinge im jetzigen Leben nicht wahr.

Lichtseite: Integrieren von Vergangenem

Wandlungsfähigkeit, Vergangenes abschließen, Erinnerungen im richtigen Maße bedenken und pflegen, verklärende Erinnerungen abbauen; man lernt, sich von Schuldgedanken zu lösen, klar zu erkennen, was jetzt wichtig und zu tun ist; man kann Trauer als einen Teil des Lebens sehen und annehmen.

Werden vergangene Ereignisse wie der Verlust eines Menschen nicht verarbeitet, so fehlt dem Betroffenen oft der positive Aspekt solcher Geschehnisse. Mit der Eingliederung der Erinnerung in das jetzige Leben kann man wieder neue Chancen erkennen.

Heilmeditation

Ich nehme die Blüte mit meinen inneren Sinnen wahr, ich spüre die Heilkraft, die von dieser Pflanze ausgeht, sie erfüllt mich ganz. Ich kann diese Energie an jede Stelle meines Körpers, zu jedem Organ lenken. Mit jedem Ausatmen übe ich das Loslassen, mit jedem Einatmen den Neubeginn.

Ich bin **Vergangenheit** **Gegenwart** **Zukunft.**

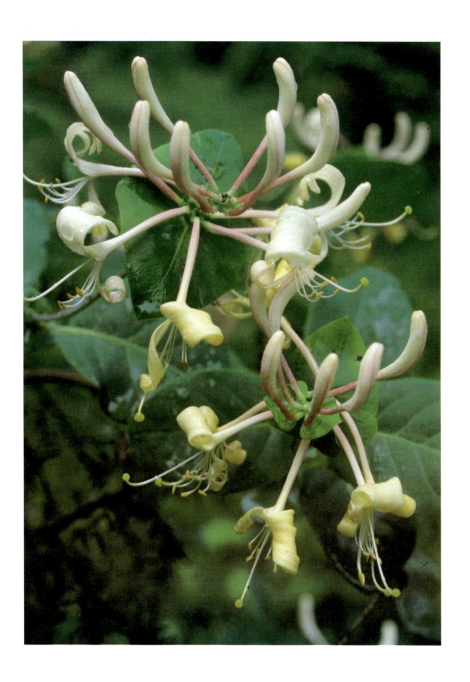

Hornbeam · Hainbuche

Hilfreich bei

Anämie, niedrigem Blutdruck, Abwehrschwäche, Müdigkeit, Schlaflosigkeit, Stoffwechselstörungen, Krebserkrankungen, Darmentzündung.

Schattenseite: Erschöpfung und Überforderung

Geistige Erschöpfung; Müdigkeit schon bei dem Gedanken an Aufgaben, die auf einen zukommen; „Montagsmüdigkeit"; Angst vor Auseinandersetzungen, denen man sich nicht gewachsen fühlt; kein Elan, keine Perspektive, Unlust.

Lichtseite: Lebendigkeit, neuer Elan

Initiative, Lebendigkeit, Freude an geistiger wie körperlicher Bewegung; man kann sich mit dem konfrontieren, was getan werden muß, schiebt weniger auf die lange Bank.

Manche Menschen werden durch eine zu große Informations-flut geradezu erdrückt. In der geistigen und körperlichen Bewegung kann man die eigene Lebendigkeit wieder spüren.

Heilmeditation

*I*ch nehme die Blüte mit meinen inneren Sinnen wahr, ich spüre die Heilkraft, die von dieser Pflanze ausgeht, sie erfüllt mich ganz. Ich kann diese Energie an jede Stelle meines Körpers, zu jedem Organ lenken. Ich stelle mir einen klaren Gebirgsbach vor, der munter dahinfließt, ich stelle mir vor, daß ich von dem Wasser trinke, es erfrischt Körper, Seele und Geist.

Ich bin **erquickt** *und voller* **Lebendigkeit.**

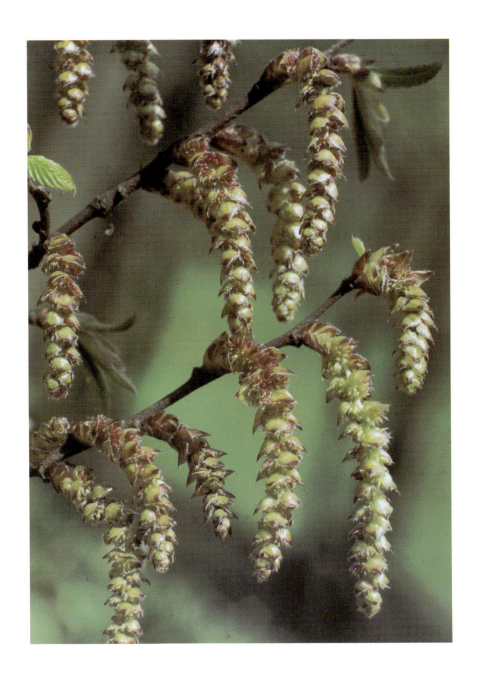

Impatiens · Drüsentragendes Springkraut

Hilfreich bei

Kopfschmerzen, Migräne, Gallestauungen, hohem Blutdruck, Herzbeschwerden, überreizten Schleimhäuten, Gastritis, Durchfall, Blasenproblemen, Überreizung, Hautproblemen.

Schattenseite: Ungeduld mit sich und anderen

Das Zusammenleben fällt manchen Menschen sehr schwer, da ihnen oft der Geduldsfaden reißt. Sie müssen begreifen, daß jeder sein eigenes Tempo hat.

Ungeduld mit sich und anderen, nichts geht schnell genug, übereilte Entschlüsse, wenig Verständnis für die Schwächen anderer; heftige Reaktionen, die später oft bereut werden.

Lichtseite: Geduld, Verständnis

Geduld, Verständnis und Einfühlungsvermögen für andere, Geduld mit sich selbst; man kann mitreißend sein mit Ideen und Tatendrang, ohne andere zu überrumpeln.

Heilmeditation

*I*ch nehme die Blüte mit meinen inneren Sinnen wahr, ich spüre die Heilkraft, die von dieser Pflanze ausgeht, sie erfüllt mich ganz. Ich kann diese Energie an jede Stelle meines Körpers, zu jedem Organ lenken. Ich vertraue mich ganz dem Rhythmus des Ein- und Ausatmens an, ich lasse mich beim Ausatmen hinuntersinken in den Beckengrund. *Ich bin* **geduldig** *und* **gelassen.**

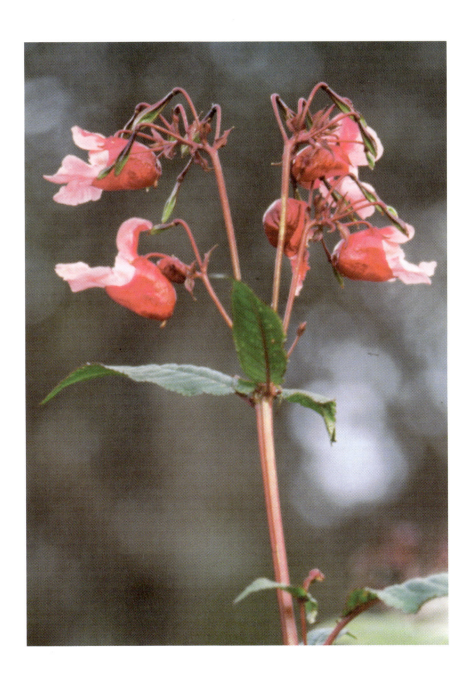

Larch · Lärche

Hilfreich bei

Magen- und Darmproblemen, Abwehrschwäche, Anämie, übermäßiger Anspannung, Akne.

Schattenseite: Mangelndes Selbstvertrauen

Minderwertigkeitsgefühle, Abwertung der eigenen Person und Überbewertung von anderen, Unterlegenheitsgefühl, Angst vor zu bewältigenden Aufgaben, Angst vor Mißerfolg.

Lichtseite: Selbstvertrauen

Vertrauen in die eigenen Fähigkeiten, Mut zum Erfolg; man lernt, Angebote des Lebens anzunehmen, indem man sich etwas zutraut, sich im richtigen Verhältnis zu anderen zu sehen, sein „Licht nicht unter den Scheffel zu stellen".

Viele Menschen gehen Herausforderungen aus dem Weg oder fühlen sich einer Aufgabe nicht gewachsen. Larch hilft ihnen, ihre eigenen Talente zu erkennen.

Heilmeditation

Ich nehme die Blüte mit meinen inneren Sinnen wahr, ich spüre die Heilkraft, die von dieser Pflanze ausgeht, sie erfüllt mich ganz. Ich kann diese Energie an jede Stelle meines Körpers, zu jedem Organ lenken. Ich konzentriere mich auf meine Wirbelsäule und spüre sie vom Steißbein bis zur Schädelbasis, ich fühle Halt und Sicherheit, ich bin – wie jeder Mensch – eine einzigartige Persönlichkeit.

Ich fühle den **Mut,** *zu mir* **selbst** *zu stehen.*

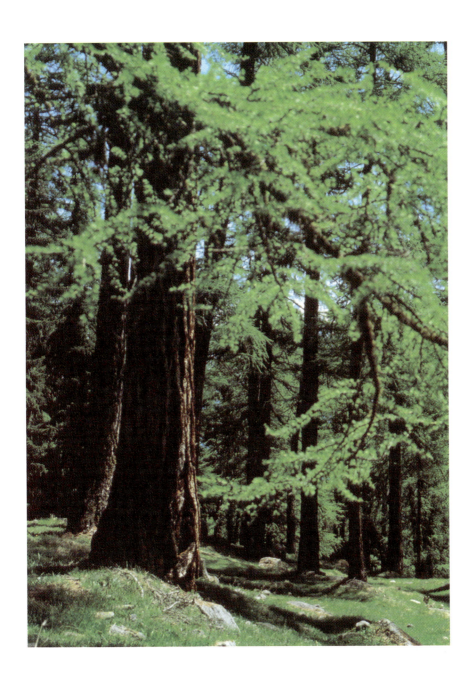

Mimulus · Gefleckte Gauklerblume

Jeder Mensch kennt konkrete Ängste wie z.B. vor Krankheiten. Werden diese übermächtig, fühlt man sich ihnen schutzlos ausgeliefert. Den Umgang mit der Angst kann man lernen, wenn man sich ihr stellt.

Hilfreich bei

Anämie, Abwehrschwäche, Herzbeschwerden, niedrigem Blutdruck, Durchfall, Nierenproblemen, Rückenproblemen.

Schattenseite: Konkrete (auch geheime) Ängste

Konkrete Ängste: z.B. vor Krankheit, Verlust, Unfall; quälende geheime Ängste, die nicht gezeigt werden; nervöse Unruhe.

Lichtseite: Mut und Tapferkeit

Mut und Tapferkeit, gesunde Vorsicht, Vertrauen in das eigene Schicksal, Auseinandersetzung mit dem eigenen Unbewußten; man lernt, irrationale Ängste zu erkennen spielerisch mit Situationen umzugehen, die einem angst machen.

Heilmeditation

Ich nehme die Blüte mit meinen inneren Sinnen wahr, ich spüre die Heilkraft, die von dieser Pflanze ausgeht, sie erfüllt mich ganz. Ich kann sie an jede Stelle meines Körpers, zu jedem Organ lenken. Ich spüre, wie sich beim Einatmen mein Brustkorb weitet, ich stelle mir vor, daß ich Mut einatme und meine Ängste ausatme.

Ich bin **tapfer** *und stelle mich meiner Angst.*

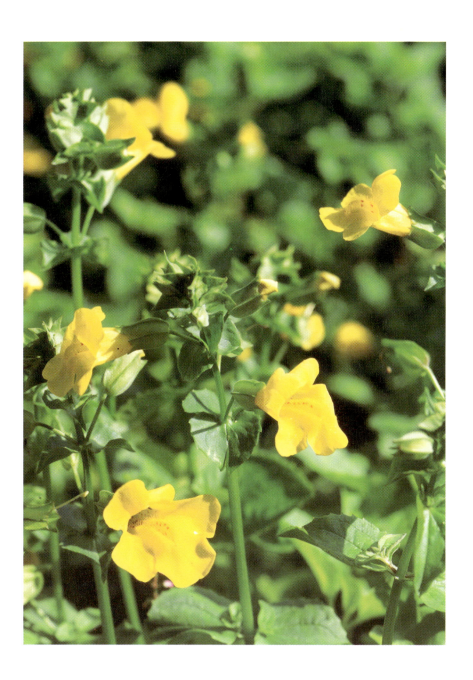

Mustard · Wilder Senf

Hilfreich bei

Lähmungserscheinungen, depressiven Beschwerden, Immunschwäche, Krebs, Zyklusstörungen, Leber-Galle-Problemen.

Schattenseite: Schwermut, depressive Verstimmung

Manche Menschen werden immer wieder von einer nicht näher begründbaren Niedergeschlagenheit überfallen. Für sie ist es wichtig zu erfahren, daß sich ständig alles im Wandel befindet.

Melancholie, dunkle Wolken legen sich über die Seele, depressive Verstimmungen ohne bestimmten Grund; man fühlt sich nach unten gezogen, schwer und unbeweglich; lähmendes Gefühl macht sich breit.

Lichtseite: Stabilität im Auf und Ab des Lebens

Innere Stabilität und Heiterkeit; man erkennt, daß alles im Fluß, im Wandel, in Bewegung ist; man lernt, sich diesem Fluß anzuvertrauen, nichts bringt einen aus der Balance.

Heilmeditation

Ich nehme die Blüte mit meinen inneren Sinnen wahr, ich spüre die Heilkraft, die von dieser Pflanze ausgeht, sie erfüllt mich ganz. Ich kann sie an jede Stelle meines Körpers, zu jedem Organ lenken. Ich stelle mir vor, daß ich die Wolken betrachte, die am Himmel dahinziehen, ich sehe, wie hinter einer dunklen Wolke die strahlende Sonne erscheint.

Ich bin
die strahlende
Sonne *meines Lebens.*

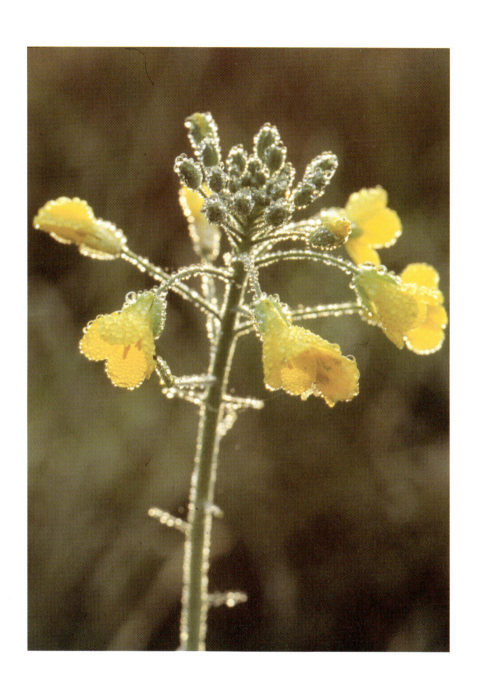

Oak · Eiche

Hilfreich bei

Hörsturz, Herzinfarkt, körperlichem Zusammenbruch, Kreislaufkollaps, Verspannungen, Schilddrüsenüberfunktion, Amenorrhöe, Krämpfen vor oder während der Menstruation, Magenproblemen, Infektanfälligkeit, Rückenschmerzen, Bandscheibenschäden.

Schattenseite: Überarbeitung, Erschöpfung, keine Ruhe

Viele Menschen überfordern sich durch immer neue Aufgaben und Projekte und gönnen sich keine Ruhe. Sie müssen lernen, Verantwortung auch für sich selbst zu übernehmen.

Erschöpfung durch völlige Überarbeitung bis zum Zusammenbruch, Verzicht auf Erholungsphasen, übertriebenes Leistungsethos und Pflichtbewußtsein; man glaubt, ohne den eigenen Einsatz bräche die Welt zusammen.

Lichtseite: Grenzen akzeptieren, Kraft und Ausdauer

Große Verläßlichkeit; man ist ein guter Führer für andere, kann seine Kräfte richtig einschätzen; man hilft anderen gern, ohne sich für unersetzlich zu halten.

Heilmeditation

Ich nehme die Blüte mit meinen inneren Sinnen wahr, ich spüre die Heilkraft, die von dieser Pflanze ausgeht, sie erfüllt mich ganz. Ich kann sie an jede Stelle meines Körpers, zu jedem Organ lenken. Ich fühle, wie ich mich löse von allen Anforderungen und Pflichten, wie ich ganz bei mir bin und die Stille genieße.

Ich bin **für mich**
verantwortlich.

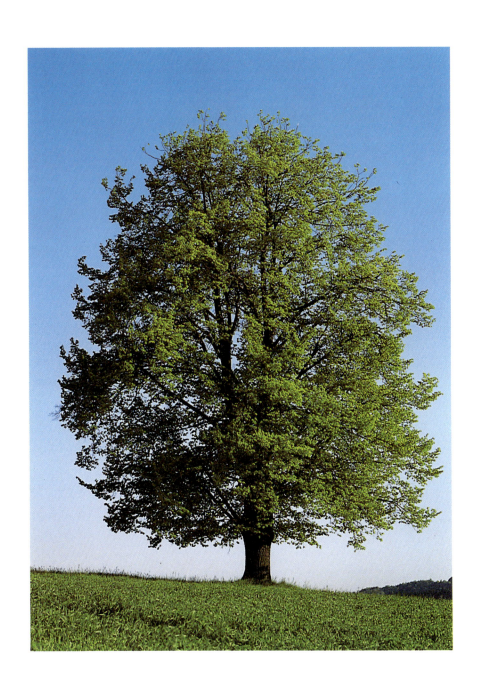

Olive · Olive

Hilfreich bei

Erschöpfungszuständen, z.B. nach einer Geburt; Rekonvaleszenz, Schlaflosigkeit aus Erschöpfung, niedrigem Blutdruck, Herzschwäche, schwacher Verdauungskraft, Infektanfälligkeit, Rückenschmerzen.

Schattenseite: Sich völlig ausgelaugt fühlen

Totale körperliche Erschöpfung, z.B. nach einer Prüfung; Energieverlust, z.B. bei Menschen, die therapeutisch arbeiten und durch zu große Offenheit zuwenig Selbstschutz haben; verlorenes Interesse an allem.

Lichtseite: Regeneration und Schutz

Energiereserven aufbauen, vernünftiger ökonomischer Umgang mit der eigenen Kraft, Gesundheitsgefühl, innere Ruhe und Harmonie, guter Schutz.

Erschöpfungszustände nach schwierigen Situationen kennen viele Menschen. Manchmal müssen sie noch lernen, mit den eigenen Reserven vernünftiger umzugehen.

Heilmeditation

Ich nehme die Blüte mit meinen inneren Sinnen wahr, ich spüre die Heilkraft, die von dieser Pflanze ausgeht, sie erfüllt mich ganz. Ich kann diese Energie an jede Stelle meines Körpers, zu jedem Organ lenken. Ich atme Ruhe ein und aus, ich erlebe Ruhe, ich bin die Ruhe selbst, aus der Ruhe kommt die Kraft.

Ich erneuere meine
Kräfte mit jedem Atemzug.

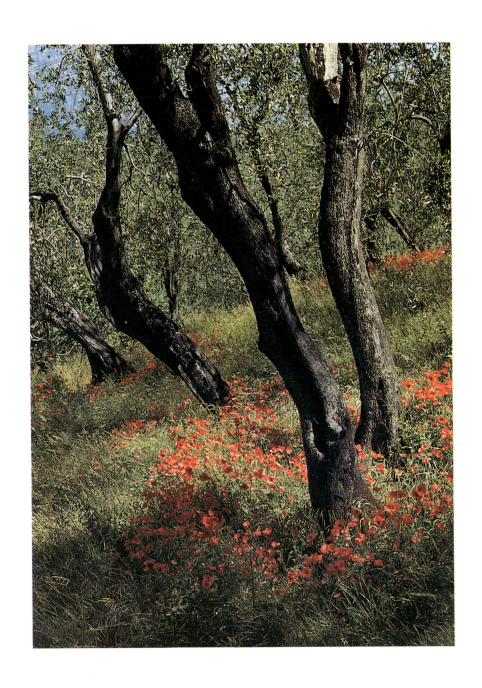

Pine · Schottische Kiefer

Hilfreich bei

Nackenproblemen, Kopfschmerzen, Migräne, Rückenschmerzen, Autoaggressionserkrankungen, Magenproblemen, Herzbeschwerden, Atemnot, Krebs, Darmproblemen.

Schattenseite: Schuldgefühle

Wenn sich Menschen für alles verantwortlich fühlen, entstehen leicht Schuldgefühle. Ihre positive Seite ist ein ausgeprägter Gerechtigkeitssinn.

Schuldgefühle; man schämt sich für Fehler der anderen, verliert darüber die Lebensfreude, fühlt sich als Versager, hängt eigenem Fehlverhalten oder Mißgeschicken lange nach.

Lichtseite: Loslassen von Schuldgefühlen

Man verzeiht sich selbst; man lernt, über eigene Mißgeschicke zu lachen; man weiß ungerechtfertigte Schuldgefühle klar zurück; man übernimmt Verantwortung für eigenes Tun.

Heilmeditation

Ich nehme die Blüte mit meinen inneren Sinnen wahr, ich spüre die Heilkraft, die von dieser Pflanze ausgeht, sie erfüllt mich ganz. Ich kann diese Energie an jede Stelle meines Körpers, zu jedem Organ lenken. Ich spüre meine Wirbelsäule und nehme wahr, wie sie sich aufrichtet, mit jedem Atemzug hebt und senkt sich das Brustbein, mein Kopf thront auf der Wirbelsäule.

Ich bin

aufgerichtet
in Körper und Seele.

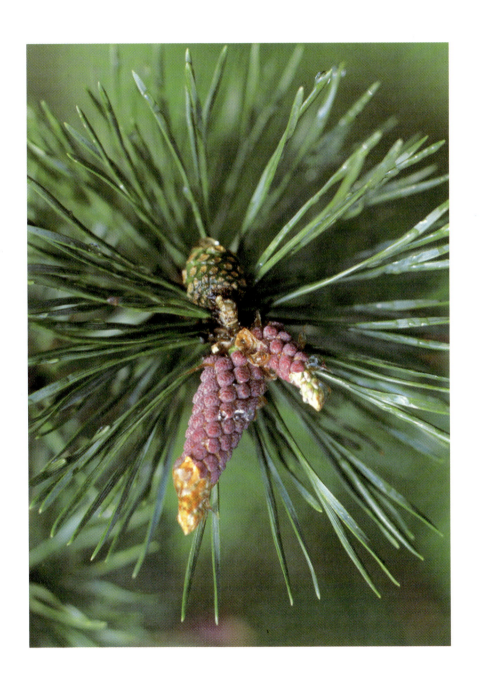

Red Chestnut · Rote Kastanie

Hilfreich bei
Herzbeschwerden, Nierenproblemen, hohem Blutdruck, Verspannungen, Hautproblemen, Atemwegsleiden.

Schattenseite: Angst um andere

Manche Menschen überhören aus lauter Sorge um die anderen ihre eigenen Bedürfnisse. Sie müssen lernen, sich mehr um ihre eigene Entwicklung zu kümmern.

Man macht sich zu viele Sorgen um andere und nimmt sich dabei selbst zuwenig wahr, überhört eigene Bedürfnisse; man erwartet förmlich, daß etwas Schlimmes passieren wird.

Lichtseite: Vertrauen in den göttlichen Schutz
Man sendet gute, aufbauende Gedanken an Menschen, die Hilfe benötigen, kann Trost spenden in schweren Zeiten; man kann gut bei sich selbst sein und darauf vertrauen, daß der andere Mensch ebenfalls geborgen und geführt ist.

Heilmeditation

Ich nehme die Blüte mit meinen inneren Sinnen wahr, ich spüre die Heilkraft, die von dieser Pflanze ausgeht, sie erfüllt mich ganz. Ich kann diese Energie an jede Stelle meines Körpers, zu jedem Organ lenken. Ich bin ganz in Licht eingehüllt und stelle mir einen Menschen, der mir nahesteht, ganz im Licht vor, unsere Lichtkreise berühren sich und spenden sich gegenseitig Kraft.

Ich habe **Vertrauen** *in die kosmische* Weisung.

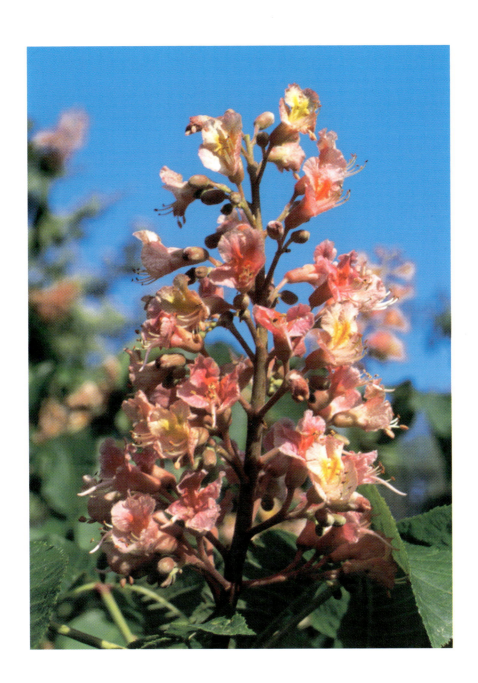

Rock Rose · Gelbes Sonnenröschen

Hilfreich bei

Nervenkrisen, z.B. bei Entzugserscheinungen; Herzinfarkt, heftigen akuten Schmerzen wie Gallenkolik und Asthmaanfällen, Kreislaufzusammenbruch, Verspannungen, Verletzungen jeder Art, Darmproblemen.

Schattenseite: Panikartige Ängste

Panikartige Gefühle nach Schocksituationen treiben manche Menschen zur Hysterie. Hier muß man lernen, sich nicht von den eigenen Emotionen hinreißen zu lassen.

Panikgefühle nach Alpträumen, Schock, Verkehrsunfall, Vergewaltigung, vor einer Operation oder Prüfung; man neigt zu Überreaktionen, zum Dramatisieren, zur Hysterie.

Lichtseite: Beruhigung der Emotionen

Man lernt, klaren Kopf zu behalten; man erkennt, daß Angst kein guter Ratgeber ist; man vertraut darauf, daß man auch schwierige Situationen meistern kann.

Heilmeditation

Ich nehme die Blüte mit meinen inneren Sinnen wahr, ich spüre die Heilkraft, die von dieser Pflanze ausgeht, sie erfüllt mich ganz. Ich kann diese Energie an jede Stelle meines Körpers lenken. Ich spüre mit jedem Ausatmen Entspannung, ich stelle mir die Oberfläche eines Sees vor, die Wogen sind geglättet, ruhig liegt der See vor mir.

Ich bin ruhig und habe Vertrauen.

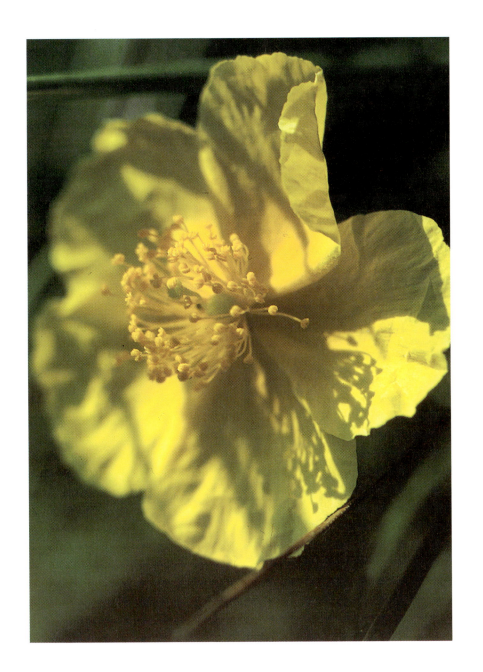

Rock Water · Quellwasser

Hilfreich bei

Verspannungen, Menstruationsbeschwerden, Zyklusstörungen, Bluthochdruck, Verstopfung, Reizung oder Entzündung der Bauchspeicheldrüse, Darmentzündungen.

Schattenseite: Strenge Selbstdisziplin

Strenge Disziplin gegen sich selbst geht oft einher mit der Unterdrückung von Emotionen. Die innere Lebendigkeit kann durch Nachgiebigkeit und Spontaneität zurückgewonnen werden.

Daueranstrengung, Selbstkasteiung, starre Prinzipien, Ziele werden hartnäckig verfolgt; man gönnt sich keine Pausen, weicht nicht ab von selbstgesetzten Normen.

Lichtseite: Spontaneität, Lebensfreude

Lebensfreude trotz Disziplin, innere Lebendigkeit; man lernt, von übergroßem Ehrgeiz abzulassen, die kleine Blume am Weg zu sehen, innere Weichheit zu spüren, nachgiebig und spontan zu sein.

Heilmeditation

Ich nehme die Blüte mit meinen inneren Sinnen wahr, ich spüre die Heilkraft, die von dieser Pflanze ausgeht, sie erfüllt mich ganz. Ich kann diese Energie an jede Stelle meines Körpers, zu jedem Organ lenken. Ich stelle mir eine Quelle vor mitten im felsigen Gelände, ich beobachte, wie munter das Wasser herunterplätschert über alle Hindernisse.

Ich bin lebendig und spontan.

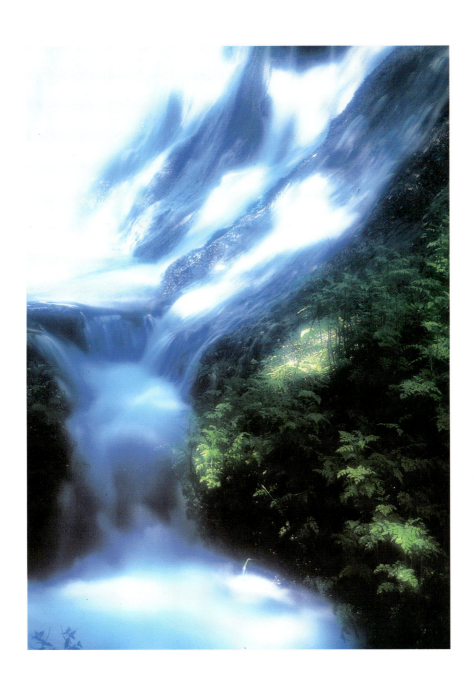

Scleranthus · Einjähriger Knäuel

Hilfreich bei
Hohem und niedrigem Blutdruck wechselnd, Durchfall und Verstopfung wechselnd, Hitze- und Kältegefühl wechselnd, Spannungskopfschmerz, Hüftbeschwerden, Rückenschmerzen, Darmentzündungen.

Schattenseite: Entscheidungsschwäche
Häufiger Stimmungswechsel; man ist hin und her gerissen zwischen mehreren Alternativen, will auf keine Möglichkeit verzichten, hat Angst vor Beschränkung, zaudert lange, ist sprunghaft und labil.

Lichtseite: Entscheidungsfähigkeit, Balance
Vertrauen darauf, daß das Richtige geschieht; man läßt sich nicht von seinen Emotionen bezüglich der einen oder anderen Seite mitreißen; man wird für andere ein verläßlicher Partner, der nicht ständig seine Entscheidungen umwirft.

Eine Entscheidung herbeizuführen fällt manchen Menschen sehr schwer. Gewinnen sie Vertrauen in die eigene Entscheidungsfähigkeit, so werden sie auch für andere verläßlicher.

Heilmeditation

Ich nehme die Blüte mit meinen inneren Sinnen wahr, ich spüre die Heilkraft, die von dieser Pflanze ausgeht, sie erfüllt mich ganz. Ich kann diese Energie an jede Stelle meines Körpers, zu jedem Organ lenken. Ich stelle mir vor, daß ich auf einem Seil balanciere, ich bleibe in meiner Mitte und dadurch in der Balance.

Ich bin in meiner **Mitte,**
ich kann mich **entscheiden.**

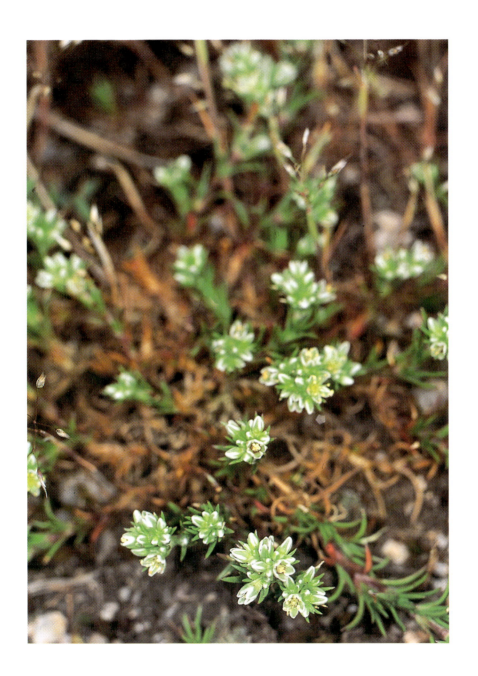

Star of Bethlehem · Doldiger Milchstern

Hilfreich bei

Nierenproblemen, Herzbeschwerden, Atemnot, Schlaflosigkeit, Nervenkrisen, Abwehrschwäche, Problemen mit Blutdruck, Bauchspeicheldrüse oder Darm.

Schattenseite: Schock, Trostbedürftigkeit

Traumatische Situationen können einem Menschen den Atem rauben. Erkennt er Lebenskrisen als Zeiten des Wachstums, so erfährt er Trost.

Tiefe Trauer, z. B. nach Verlust eines Menschen; Schocksituationen nach Unfällen, Trennungen, Operationen; man hat das Gefühl, bei jedem Atemzug seufzen zu müssen.

Lichtseite: Seelentröster

Harmonisierung von Körper, Geist und Seele; man lernt, eine Situation anzunehmen, Lebenskrisen als Wachstumschance zu erkennen, im Leid getröstet zu sein, altes Leid loszulassen.

Heilmeditation

Ich nehme die Blüte mit meinen inneren Sinnen wahr, ich spüre die Heilkraft, die von dieser Pflanze ausgeht, sie erfüllt mich ganz. Ich kann diese Energie an jede Stelle meines Körpers, zu jedem Organ lenken. Ich spüre meinen Atem und empfange ihn wie einen guten Freund, jeder Atemzug gibt mir das Gefühl, geschützt und getröstet zu sein.

Ich bin **umfangen** *von Liebe.*

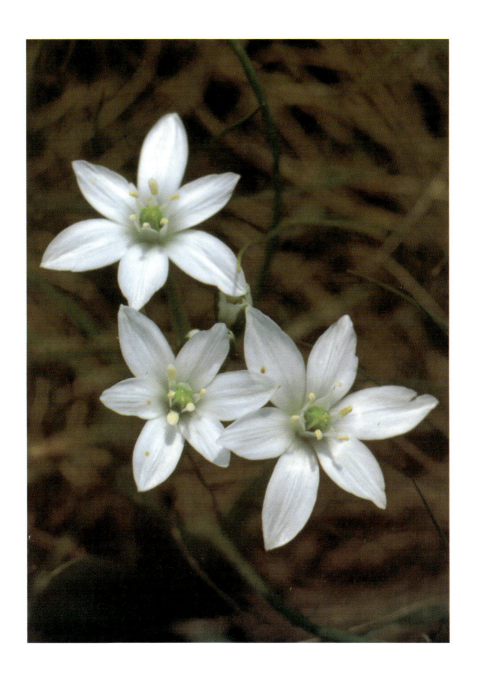

Sweet Chestnut · Edelkastanie

Hilfreich bei
Herzinfarkt oder schweren Herzproblemen, völliger Erschöpfung nach Operation oder schwerer Krankheit, Fieberdelirien, Krebserkrankungen, nach großen Blut- oder Flüssigkeitsverlusten, im Sterbeprozeß.

Schattenseite: Verzweiflung, gebrochenes Herz
Tiefste Seelenqual, Hoffnungslosigkeit, Apathie, dunkelste Stunden, völlige Einsamkeit, Konfrontation mit dem Tod; man glaubt, am Ende zu sein.

Lichtseite: Hoffnung, Erlösung
Vertrauen auch in den dunkelsten Stunden; man vertraut sich anderen mit seiner Seelenqual an, bittet in Meditation oder Gebet vertrauensvoll um Hilfe; man lernt, Hilfe zuzulassen und anzunehmen.

Bei oder nach schweren Erkrankungen werden die Menschen oft von Hoffnungslosigkeit erfaßt. Im Vertrauen auf die Hilfe anderer kann neue Hoffnung entstehen.

Heilmeditation

Ich nehme die Blüte mit meinen inneren Sinnen wahr, ich spüre die Heilkraft, die von dieser Pflanze ausgeht, sie erfüllt mich ganz. Ich kann diese Energie an jede Stelle meines Körpers, zu jedem Organ lenken. Ich stelle mir die Blüte wie ein Wesen vor, das mir seine Hand reicht und mich herausführt aus der Dunkelheit hin zum Licht.

Ich bin voller
Hoffnung.

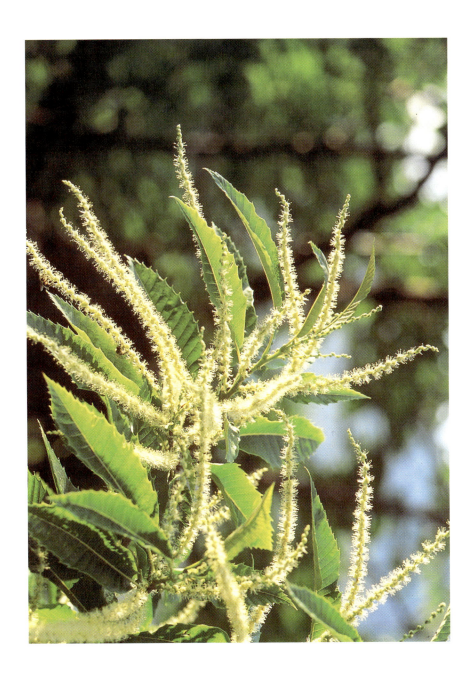

Vervain · Eisenkraut

Hilfreich bei

Hohem Blutdruck, Migräne, Menstruationsproblemen, Schilddrüsenüberfunktion, Hals- und Kehlkopfbeschwerden, Stimmbandreizungen, Verspannungen, Leber-Galle-Problemen.

Schattenseite: Missionarischer Eifer

Es gibt Menschen, die ihre eigenen Ideen für die einzig wahren halten. Wenn Sie immer etwas Abstand zu Ihren Ideen suchen, können auch andere an Ihren Plänen teilhaben.

Aufdringlichkeit, Überaktivität und dadurch hohe innere Spannung; man hat hohe Ideale, die mit missionarischem Eifer vertreten werden; übertriebene Begeisterungsfähigkeit; man reißt andere mit, ob sie wollen oder nicht.

Lichtseite: Besonnenheit

Besonnenheit; man läßt den anderen ihre Freiheit; man strebt hohe Ideale an, ohne zwanghaft zu sein; man sucht immer wieder Abstand zu seinen Ideen und Plänen, um sie überprüfen zu können und sich nicht zu sehr zu verstricken.

Heilmeditation

Ich nehme die Blüte mit meinen inneren Sinnen wahr, ich spüre die Heilkraft, die von dieser Pflanze ausgeht, sie erfüllt mich ganz. Ich kann diese Energie an jede Stelle meines Körpers, zu jedem Organ lenken. Ich spüre meine Füße, wie sie auf dem Boden stehen, spüre die gute Verbindung zur Erde und gleichzeitig über meinen Scheitel die Verbindung zum Himmel.

Ich bin **geerdet.**

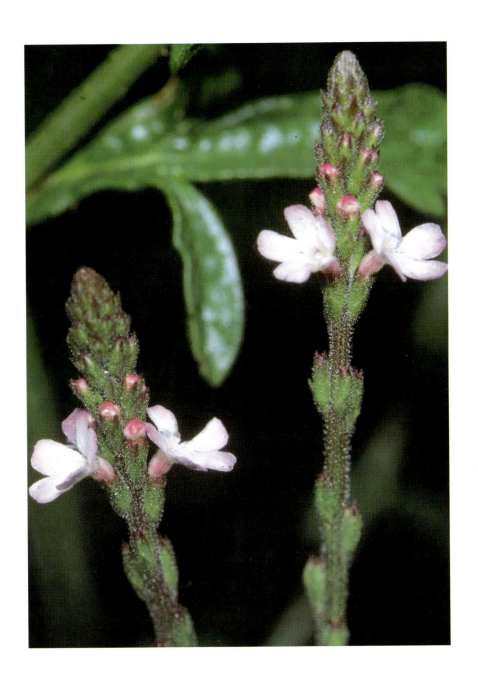

Vine · Weinrebe

Hilfreich bei

Überschießender Immunreaktion, Allergien, Gicht, Asthma, rheumatischen Beschwerden, Verspannungen, Leber-, Galle- und Herzproblemen, Schilddrüsenüberfunktion.

Schattenseite: Dominanzstreben

Dominanzstreben, Selbstüberschätzung; man duldet keinen Widerstand, mißbraucht seine Macht; man ist dickköpfig, rechthaberisch, tyrannisch.

Lichtseite: Autorität und Menschenliebe

Demut, Hilfsbereitschaft; man lernt, Macht als Aufgabe zu verstehen, Führungsaufgaben zu übernehmen und seine Person nicht in den Vordergrund zu stellen, vielmehr männliche und weibliche Anteile ins Gleichgewicht zu bringen.

Der Umgang mit Menschen ist häufig eine Gratwanderung zwischen Machtmißbrauch und mangelnder Durchsetzungsfähigkeit. Vine kann helfen, eine gesunde Autorität zu entwickeln, die dem anderen seinen Freiraum läßt.

Heilmeditation

Ich nehme die Blüte mit meinen inneren Sinnen wahr, ich spüre die Heilkraft, die von dieser Pflanze ausgeht, sie erfüllt mich ganz. Ich kann diese Energie an jede Stelle meines Körpers, zu jedem Organ lenken. Ich spüre zuerst meine rechte Körperseite, dann meine linke, mit jedem Atemzug spüre ich mehr und mehr die Harmonie zwischen beiden Seiten, die Harmonie zwischen oben und unten.

Ich ordne mich ein in das kosmische Geschehen.

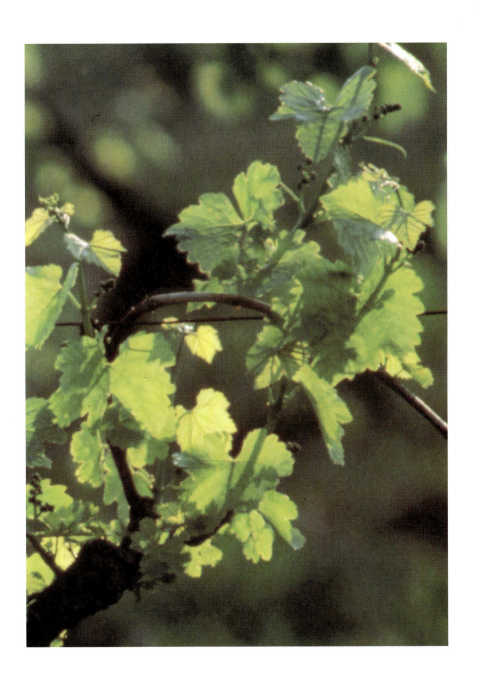

Walnut · Walnuß

Hilfreich bei

Blasenproblemen, Erschöpfungszuständen, Lungen- und Bronchienproblemen, klimakterischen Beschwerden.

Schattenseite: Mangelnde Standhaftigkeit

Entwicklungsphasen wie Pubertät und Klimakterium fordern der Persönlichkeit oft viel ab. Es gilt, Wandlungen ohne Selbstverlust anzunehmen.

Steckenbleiben in einer Krise; Angst vor Neubeginn, wie z. B. Heirat, Geburt eines Kindes, Pensionierung; man kann Wandlungsphasen nicht annehmen, nicht durchhalten; man läßt sich von anderen zu sehr beeinflussen.

Lichtseite: Durchbruch, Neubeginn

Wandlung als Geschenk erkennen, neue Lebensphasen mit positiven Gefühlen und Gedanken beginnen; man spürt, daß man in schwierigen Phasen Unterstützung hat.

Heilmeditation

Ich nehme die Blüte mit meinen inneren Sinnen wahr, ich spüre die Heilkraft, die von dieser Pflanze ausgeht, sie erfüllt mich ganz. Ich kann diese Energie an jede Stelle meines Körpers, zu jedem Organ lenken. Ich stelle mir meine jetzige Lebenssituation und mein Ziel vor, ich spüre eine enorme Kraft, die mich vorwärts treibt, hin zu meinem Ziel, hin zu mir selbst.

Ich bin **zielstrebig** *und voller* **Vertrauen.**

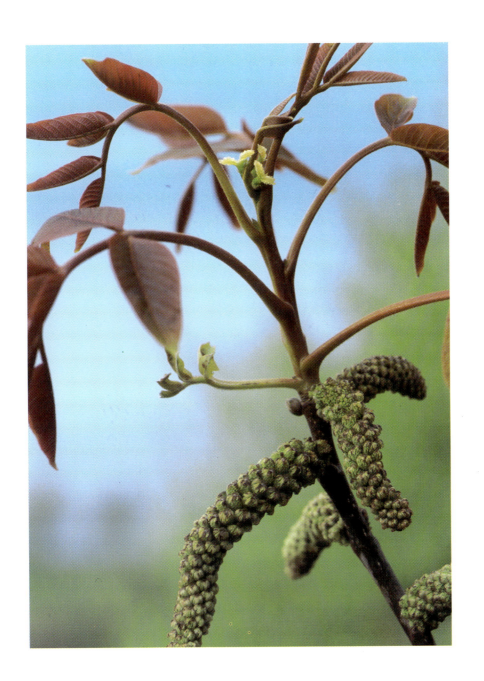

Water Violet · Sumpfwasserfeder

Hilfreich bei

Spannungsgefühlen, Kältegefühlen, Durchblutungsstörungen, Kopfschmerzen, Rückenschmerzen, Verstopfung, Hautproblemen, Nierenproblemen.

Schattenseite: Zurückhaltung, innere Isolation

Ein weitverbreitetes Phänomen in der heutigen Zeit: Wo alles verfügbar, alles austauschbar geworden ist, können viele Personen die Zuneigung ihrer Mitmenschen nicht annehmen.

Nähe kann schwer zugelassen werden; Mangel an Zärtlichkeit und Körperkontakt; man hält andere Menschen auf Abstand, leidet trotzdem unter der eigenen inneren Kühle; man kann schwer um etwas bitten.

Lichtseite: Nähe und Offenheit

Unabhängigkeit und Selbstverantwortung mit durchlässigen Grenzen; man kann gut bei sich sein, aber auch mit anderen; man kann Nähe und Zärtlichkeit zulassen, den Wert einer Freundschaft erkennen; man kann andere um Hilfe bitten, ohne seine eigene Unabhängigkeit zu verlieren.

Heilmeditation

Ich nehme die Blüte mit meinen inneren Sinnen wahr, ich spüre die Heilkraft, die von dieser Pflanze ausgeht, sie erfüllt mich ganz. Ich kann diese Energie an jede Stelle meines Körpers, zu jedem Organ lenken. Ich stelle mir vor, auf einer Bank in der warmen Frühlingssonne zu sitzen, der letzte Schnee schmilzt unter den wärmenden Strahlen.

Ich fühle **die Wärme** **um mein Herz.**

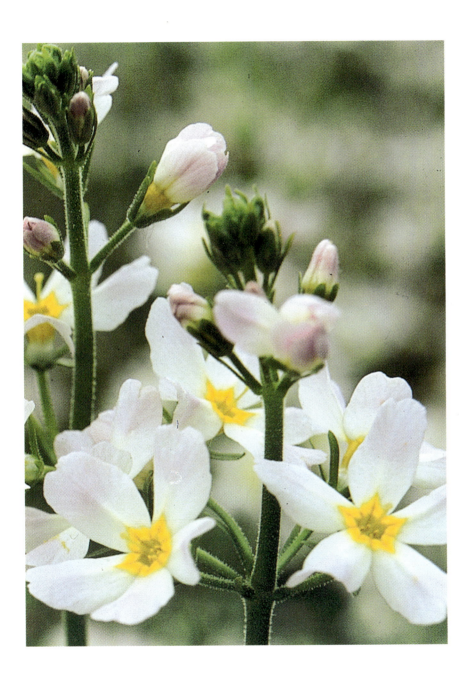

White Chestnut · Weiße Kastanie

Hilfreich bei
Nervlicher Überreizung, Schlafstörungen, Kopfschmerzen, Verspannungen.

Schattenseite: Gedankenkarussell
Gedankenzudrang, der nicht gestoppt werden kann; Gedanken kreisen ständig um ein Problem, ohne zu einer Lösung zu kommen; Konzentrationsstörungen, Schlafschwierigkeiten.

Lichtseite: Konzentrationsfähigkeit
Frei werden von quälenden Gedanken, Entspannung; man löst Probleme, die einem vorher im Kopf herumgegangen sind, bereinigt unerledigte Konflikte, indem man z. B. unangenehme Gespräche führt; Konzentration auf einen Gedanken, Finden der inneren Ordnung.

Die Reizüberflutung durch die Medien und der Streß im Beruf führen bei vielen Menschen zu einem permanenten Gedankenansturm, der jede Konzentration verhindert.

Heilmeditation

Ich nehme die Blüte mit meinen inneren Sinnen wahr, ich spüre die Heilkraft, die von dieser Pflanze ausgeht, sie erfüllt mich ganz. Ich kann diese Energie an jede Stelle meines Körpers, zu jedem Organ lenken. Ich konzentriere mich auf den Punkt zwischen den Augen, ich spüre, wie mein ganzer Kopf, wie mein Gehirn frei und klar wird.

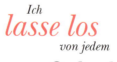

Ich **lasse los** *von jedem Gedanken.*

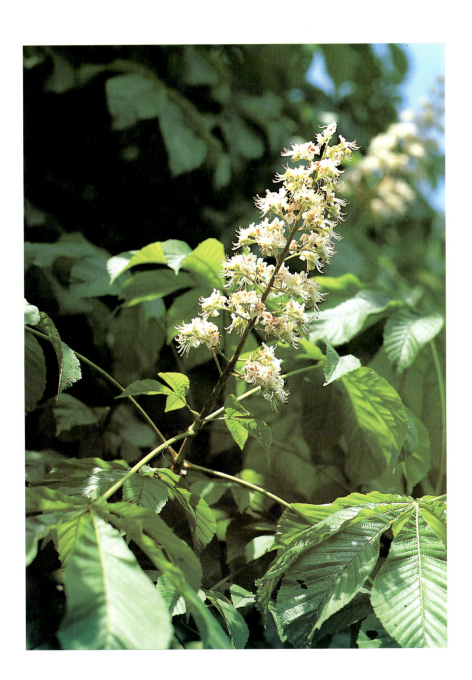

Wild Oat · Waldtrespe

Hilfreich bei

Nervlicher Erschöpfung, Blasenproblemen, Infektanfälligkeit, chronischer Müdigkeit, Krebserkrankungen.

Schattenseite: Schwierigkeiten, den eigenen Weg zu finden

Bei der Unfähigkeit, seinen eigenen Weg zu finden, bei Unsicherheit in allem, was man tut, kann Wild Oat eine große Hilfe sein.

Ziellosigkeit; Unsicherheit, welchen Weg man einschlagen, welchen Beruf man ergreifen soll; zuwenig Klarheit über die eigenen Fähigkeiten und Begabungen, Frustrationsgefühle.

Lichtseite: Den eigenen Weg finden

Kontakt zur inneren Stimme, Klarheit über den inneren und damit auch über den äußeren Weg, Finden der Lebensaufgabe; man lernt, nicht so sehr in die Breite, sondern mehr in die Tiefe zu gehen.

Heilmeditation

Ich nehme die Blüte mit meinen inneren Sinnen wahr, ich spüre die Heilkraft, die von dieser Pflanze ausgeht, sie erfüllt mich ganz. Ich kann diese Energie an jede Stelle meines Körpers, zu jedem Organ lenken. Ich stelle mir vor, an einer Wegkreuzung zu stehen, alle Wege sehen gleich aus, ich frage meine innere Stimme und wähle einen Weg, ich bekomme klare Antwort.

Ich
bin
geführt.

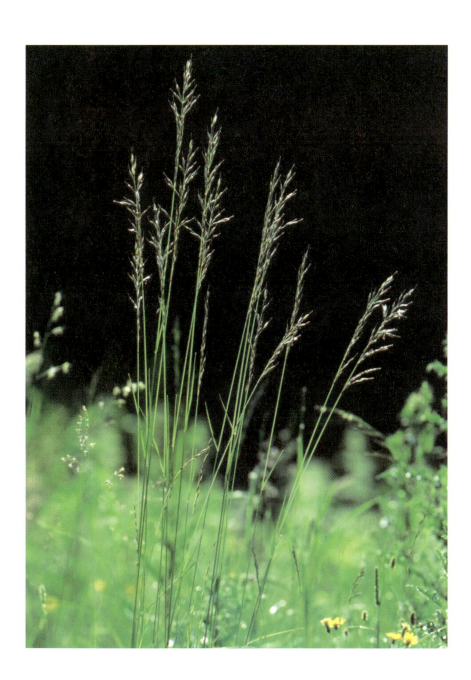

Wild Rose · Heckenrose

Hilfreich bei

Stoffwechselkrankheiten wie Adipositas; Antriebsschwäche, besonders am Morgen; Begleiterscheinungen von Depressionen wie Schlaflosigkeit, Steifheits- und Taubheitsgefiihlen; Wassereinlagerungen, niedrigem Blutdruck, Nierenproblemen.

Schattenseite: Fatalismus, Gleichgültigkeit

Stoffwechselkrankheiten haben häufig mit Resignation und fehlender Antriebskraft zu tun. Wild Rose kann helfen, den Lebensmut wiederzufinden.

Resignation, fehlende Motivation, wenig Interesse für die eigene Heilung oder den eigenen Fortschritt, Teilnahmslosigkeit, Phlegma, Depression, Gefühl innerer Erstarrung.

Lichtseite: Interesse am Leben

Lebensmut, Perspektiven erkennen; Ziele finden, für die es sich einzusetzen lohnt; Interesse an der eigenen Heilung, am eigenen Leben; Freude an körperlicher und geistiger Bewegung, Verantwortung übernehmen.

Heilmeditation

Ich nehme die Blüte mit meinen inneren Sinnen wahr, ich spüre die Heilkraft, die von dieser Pflanze ausgeht, sie erfüllt mich ganz. Ich kann diese Energie an jede Stelle meines Körpers, zu jedem Organ lenken. Ich spüre, wie sich meine Atmung mehr und mehr vertieft. Atem ist Bewegung, Atem ist Leben.

Ich bejahe
das
Leben.

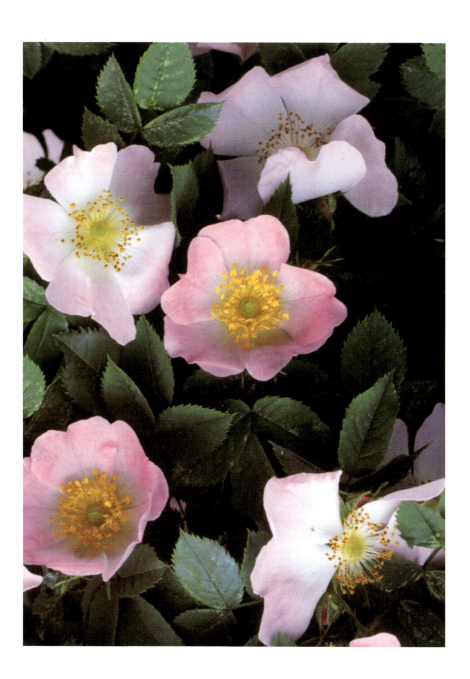

Willow · Weide

Hilfreich bei

Nächtlichem Zähneknirschen; Problemen mit Lungen, Bronchien, Rücken oder Magen; Magenschleimhautentzündung, Dünn- oder Dickdarmentzündungen, Hautproblemen.

Schattenseite: Sich als Opfer des Schicksals fühlen

Wer sich immer nur als Opfer des Schicksals wahrnimmt, wird Schwierigkeiten haben, aus eigenen Erfahrungen – auch Fehlern – richtige Lehren zu ziehen.

Selbstmitleid, Abwehr, innerer Groll; man kreist nur um sich und sieht nicht das Leid anderer; Unfähigkeit zu verzeihen, obwohl das Problem vielleicht schon sehr lange zurückliegt; negatives Denken; man sieht den eigenen Schatten nicht.

Lichtseite: Eigenverantwortlichkeit

Richtige Lehren aus Schicksalsschlägen ziehen, verzeihen können; Erkenntnis des eigenen Versagens ohne Schuldvorwürfe an sich und andere, langjährige Feindschaften beenden; man erkennt, daß der Mensch nicht Richter über andere Menschen ist.

Heilmeditation

Ich nehme die Blüte mit meinen inneren Sinnen wahr, ich spüre die Heilkraft, die von dieser Pflanze ausgeht, sie erfüllt mich ganz. Ich kann diese Energie an jede Stelle meines Körpers, zu jedem Organ lenken. Ich richte meine Aufmerksamkeit auf mein Herz und stelle mir vor, daß sich an dieser Stelle eine wunderschöne Blüte öffnet.

Ich bin in der Liebe.

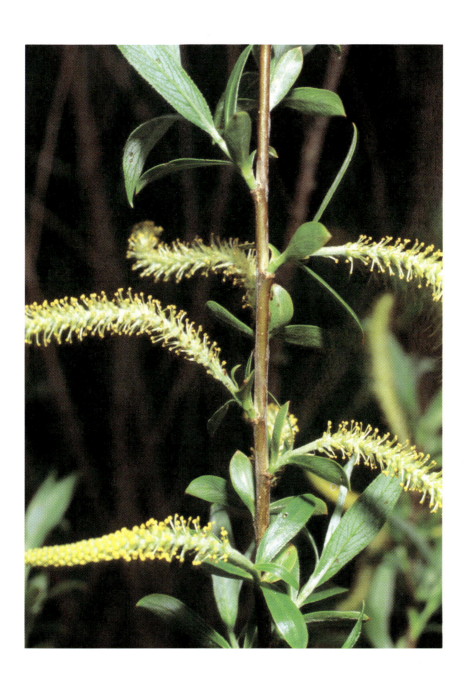

Bach-Blüten
sinnvoll
nutzen

Bach-Blütenessenzen können Sie in alkoholischer Lösung, aber auch kindgerecht ohne Alkohol einsetzen. Sie können Ihre persönliche Mischung für eine Langzeitbehandlung herstellen, aber auch für Notfälle die sogenannten Rescue-Remedy-Tropfen oder -Salbe verwenden. Praxisberichte zeigen, wie vielseitig Bach-Blüten einsetzbar sind und welche verblüffenden Erfolge man damit erzielen kann.

Praktische Anwendung

Herstellung einer Blütenmischung

Zunächst einmal kommen alle 38 Blüten sowie die vorgefertigten – also nicht individuell zusammengestellten – Rescue-Remedy-Notfalltropfen als „stock bottles", d. h. als Vorratsflaschen, auf den Markt. Die originalen Bach-Blüten kommen aus England, aus dem kleinen Ort Sotwell, in dem Bach seine letzten Lebensjahre verbracht hat. Dort werden die Blüten auch heute noch mit gleicher Sorgfalt und Liebe geerntet und in den Vorratsflaschen in die ganze Welt verschickt.

„Stock bottles" und Blütenessenzen

Aus diesen „stock bottles" werden die Blütenmischungen hergestellt. Sie können fertige Mischungen in der Apotheke kaufen, z. B. nach einer Verordnung Ihres Arztes oder Heilpraktikers. Sie können sich aber auch nach den Angaben in diesem Buch selbst eine Mischung zusammenstellen. Wenn Sie die Mischung selbst herstellen können, nehmen Sie ein 30-ml-Fläschchen (bekommen Sie in jeder Apotheke) mit Tropf- oder Pipetteneinsatz, füllen gut drei Viertel mit Wasser auf (empfehlenswert wäre Quellwasser oder Heilwasser ohne Kohlensäure, Leitungswasser eignet sich nur bedingt), den Rest füllen Sie mit hochprozentigem Alkohol, Obstwasser oder Cognac.

Wenn Sie Alkohol vermeiden wollen, nehmen Sie statt dessen Obstessig (in diesem Fall kann die Mischung auch Alkoholkranken oder Kindern gegeben werden). Von jeder Blütenessenz nehmen Sie nun einen Tropfen auf zehn Milliliter Flüssigkeit, d. h. also bei einem 30-ml-Fläschchen drei Tropfen je Blüte.

Wenn Sie eine Blütenmischung für ein Kind zusammenstellen, sollten Sie auf alle Fälle Alkohol als Konservierungsstoff vermeiden. Obstessig erfüllt denselben Zweck.

Bach-Blüten sinnvoll nutzen

Sie können grundsätzlich alle oder beliebig viele Blütenessenzen miteinander kombinieren; meiner Erfahrung nach
ist eine Mischung mit fünf bis sieben Blütenessenzen ideal.

Einnahme und Anwendungsdauer

Empfehlenswert ist – nach Anweisung von E. Bach –, viermal
täglich vier Tropfen von dieser Mischung einzunehmen; sollte
das schwer möglich sein, verteilen Sie die Einnahme z. B. auf
zweimal acht Tropfen täglich. Denken Sie zwischendurch aber
gelegentlich an eine unterstützende Meditation.

Sie können auch, z. B. bei einem akuten Erschöpfungs-
zustand, zwei Tropfen aus der jeweiligen „stock bottle" auf ein
Glas Wasser verdünnen und schluckweise trinken. Bei
Säuglingen empfehle ich, ein bis zwei Tropfen in den Nabel
einzureiben oder kleinere Mengen ohne Alkohol herzustel-
len, so daß sie gut in den Mund geträufelt werden können.

Eine weitere Möglichkeit, die sich in meiner Praxis bewährt
hat, ist die Mischung von einzelnen Blütenessenzen mit einer
neutralen Salbengrundlage. So kann man bei einer lokalen
Pilzerkrankung z. B. eine Salbe auftragen, die Centaury und
Willow enthält, wenn man herausgefunden hat, daß die entsprechenden Seelenzustände (mangelnde Abgrenzung, innerer Groll) das Entstehen des Pilzes begünstigt haben.

Der Anwendungs-
zeitraum der
Blütenmischung variiert
je nach Art und
Dauer der Krankheit.

Die Anwendungsdauer kann sehr unterschiedlich sein. Ein
lang andauernder negativer Gemütszustand oder eine körperliche Erkrankung, die schon lange Zeit vorhanden ist, erfor-
dert einen längeren Anwendungszeitraum als eine akute
Krise. In der Regel nimmt man eine Mischung immer zu Ende
(also etwa drei Wochen lang) und entscheidet dann, ob man
die Blüten weiter nehmen soll oder die Mischung verändert.

Manchmal kann es bereits ausreichen, eine Blüte nur wenige Tage einzunehmen. Es kann auch sein, daß Sie das Gefühl
haben, nichts von der Wirkung zu merken. Wie oben ausführ-

Wenn Sie keine Wirkung spüren

lich beschrieben, wirken die Tropfen auf der Schwingungs-, d. h. also auf einer sehr feinen Ebene. Das bedeutet, daß Sie die Wirkung nicht immer schon nach kurzer Zeit wahrnehmen. Es passiert öfter, daß mir Patienten berichten, Sie würden nichts von der Wirkung merken, aber die Menschen um sie herum würden sie auf positive Veränderungen aufmerksam machen.

Weitere Möglichkeiten, warum Sie keine Veränderung spüren, können sein:
- Sie benutzen nicht die richtige Mischung.
- Es besteht eine tiefe seelische Blockade. In diesem Fall sollten Sie ein paar Tage die Blüte Star of Bethlehem oder/und Gorse oder auch die Notfalltropfen nehmen und dann zu Ihrer früheren Mischung, wenn sie Ihnen nach nochmaliger Überprüfung passend erscheint, zurückkehren.
- Sie erwarten eine zu schnelle Verbesserung Ihres Zustandes. Auch hier sollten Sie bedenken, wie lange Sie sich schon in dem auslösenden negativen Gemütszustand befinden.

Eine Veränderung von heute auf morgen ist nicht der Normalfall. Üben Sie sich also in Geduld und achten Sie auf die Reaktion Ihrer Mitmenschen. Vielleicht verrät sie mehr, als Sie momentan selbst spüren.

In jedem Fall möchte ich Sie sehr ermuntern, nicht gleich aufzugeben, sondern Geduld, Vertrauen und Zuversicht zu üben!

Bezugsmöglichkeiten
Wie bereits oben beschrieben, können Sie die Vorratsflaschen und Blütenmischungen in Deutschland über Ihre Apotheke beziehen oder alle 38 Blüten im Set beim Dr. Edward Bach Center, Lippmannstr. 57, 22769 Hamburg.

In England erhalten Sie die Vorratsflaschen oder auch das ganze Set in Apotheken, Drugstores und auch in großen Kaufhäusern.

Notfalltropfen und Notfallsalbe

Die sogenannten Notfalltropfen (Rescue Remedy) sind eine fertige Mischung aus den Bach-Blüten Clematis, Cherry Plum, Impatiens, Rock Rose und Star of Bethlehem. In der Notfall-

Bach-Blüten sinnvoll nutzen

salbe ist zusätzlich Crab Apple enthalten. Die Notfalltropfen gehören in jede Hausapotheke. Sie sind bei kleinen und großen Zwischenfällen gut einzusetzen; z. B. beim Erhalt einer schlechten Nachricht, bei panikartigen Prüfungsängsten, vor Operationen, vor Bestrahlung und Chemotherapie, bei Unfällen.

Notfalltropfen für Kinder

Wenn Sie oft mit Kindern verreisen, sollten Sie die Notfalltropfen stets bei sich haben.

Besonders gut wirken die Bach-Blüten ja bekanntlich bei Kindern. Also denken Sie an die Notfalltropfen auch bei den vielen kleinen Unfällen von Kindern, in extremen Schreck-situationen oder bei Verletzungen oder auch nächtlichem Erwachen mit Angstzuständen.

Sie können zwei Tropfen direkt aus der Vorratsflasche auf die Zunge träufeln oder, wie bereits beschrieben, eine Mischung herstellen. Dafür geben Sie fünf Tropfen der Blütenmischung in ein 30-ml-Fläschchen und nehmen davon in akuten Notfällen zehn Tropfen – bei schweren Zuständen alle zehn Minuten, sonst entsprechend weniger oft.

Sie können auch vier Tropfen aus der Vorratsflasche auf ein Glas Wasser geben und schluckweise trinken. In schwereren Notfällen nehmen Sie diese Mischung über mehrere Tage, dann fünfmal täglich zehn Tropfen oder an mehreren Tagen hintereinander ein Glas Wasser mit jeweils vier Tropfen. An-schließend sollten Sie die Notfalltropfen absetzen und wieder zu Ihrer persönlichen Mischung übergehen.

Die Notfallsalbe empfehle ich bei allen äußeren Verletzungen, Schnittwunden, Stichen, Hautreizungen usw. Außerdem habe ich mit der Salbe gute Erfahrungen bei akuten Schmerz-zuständen gemacht, bei denen auch das Auftragen der Not-falltropfen oft lindernd gewirkt hat. Ebenfalls zu empfehlen ist die Notfallsalbe in der Nachbehandlung von Brandwun-den; der Heilungsprozeß kann hier sehr positiv beeinflußt werden. Bei Zahnschmerzen tragen Sie die Salbe äußerlich an der schmerzenden Stelle auf und nehmen, wenn der Zahnschmerz sehr heftig ist, auch die Rescue-Remedy-Tropfen dazu.

Beispiele aus der Praxis

Unerklärliches Fieber

Bei einem Vortrag sprach mich ein junger Mann an und erzählte mir, daß er zusammen mit zwei anderen jungen Leuten eine Rucksackreise durch Südostasien gemacht hatte. Ein Mädchen sei auf der Reise in einer sehr abgelegenen Gegend schwer erkrankt. Sie hatte hohes Fieber, und es gab keine medizinische Versorgung weit und breit. Die andere Mitreisende hatte eine Flasche Notfalltropfen dabei und gab ihr halbstündlich ein paar Tropfen. Der Zustand der Patientin war äußerst besorgniserregend, und erst nach Stunden ging das Fieber etwas zurück. Er berichtete, daß er mit Erstaunen feststellte, wie sich durch die Notfalltropfen das Befinden besserte. Er erklärte mir durchaus glaubhaft, daß sie alle drei tief beeindruckt und dankbar waren.

Alle hier vorgestellten Beispiele sollen Ihnen Mut machen. Sie sehen selbst, in welch unterschiedlichen Situationen die Notfalltropfen hilfreich sein können.

Schicksalschläge annehmen

Bei einem anderen Vortrag in Augsburg sprach mich eine junge Mutter mit ihrer Tochter an. Sie berichteten mir, daß das kleine Kind ihrer Nachbarin überfahren worden und am Unglücksort gestorben sei. Die Mutter bekam in kurzen Abständen über mehrere Tage Notfalltropfen und war, wie sie selbst berichtete, nur dadurch in der Lage, diesen Schicksalsschlag anzunehmen. Daß die Trauer dennoch sehr groß war und ist, muß nicht extra erwähnt werden.

Hilfe für alte Menschen

Bei dem gleichen Vortrag sprach mich eine ältere Dame an, die mir berichtete, daß sie jahrelang ein Altersheim geleitet und in dieser Zeit sehr viel vor allem mit den Notfalltropfen gearbeitet habe. Sie berichtete mir von wunderbaren Erlebnissen, die sie gehabt habe, vor allem wenn sie Sterbenden die Notfalltropfen gab, die dann viel getrösteter starben.

In einem anderen Fall wurde berichtet, daß Sterbende, denen man die Notfalltropfen gegeben hatte, gar Engelwesen gesehen hätten, die sie begleiteten – und das, ohne daß die

Bach-Blüten sinnvoll nutzen

Menschen die Schriften Bachs kannten, in denen er einmal sagt: „Pflanzen sind wie Engelwesen, die uns in Zeiten der Not ihre Hand reichen."

Kurze Zeit nach meinen ersten Erfahrungen mit den Blüten hatte ich eine Patientin, die sich einer ärztlichen Untersuchung unterziehen sollte, vor deren Ausgang sie panische Angst hatte. Ich gab ihr eine Mischung aus Aspen, Mimulus und White Chestnut. Schon nach wenigen Tagen war sie in der Lage, den notwendigen Arztbesuch zu machen.

Bach-Blüten gegen Prüfungsangst

Zahlreiche Fälle zeigen, daß auch Prüfungssituationen und Berufsprobleme sich mit speziellen Blütenmischungen leichter bewältigen lassen.

In einem anderen Fall kamen kurz hintereinander drei Medizinstudentinnen zu mir, die sich u. a. mit Hilfe von Bach-Blüten auf ihr Examen vorbereiten wollten. Eine davon war schon zweimal durch die Prüfung gefallen – es war also ihre letzte Chance. Ich machte ihnen nicht nur eine „Prüfungsmischung", sondern versuchte auch, sie mit kreativen Visualisierungsübungen auf die Prüfung einzustimmen. Die Kraft der Gedanken, die Kraft unserer Wünsche und Vorstellungen wird ja oft unterschätzt. Chestnut Bud und Elm waren in allen drei Mischungen und dann, je nach den persönlichen Schilderungen, White Chestnut, Mimulus oder Hornbeam. Alle drei haben die Prüfung bestanden. Ich erinnere mich bei den Gesprächen an Sätze wie: „Es ist mein absoluter Traumberuf, ich wäre so verzweifelt, wenn ich es nicht schaffen würde." Im Sinne Edward Bachs haben die von ihm gefundenen Blüten hier sicher dazu beigetragen, daß die drei nun ihrer Berufung folgen können.

Ein Lehrer, der bei mir in Behandlung war, berichtete mir, daß er morgens regelrechte Panikzustände bekam, wenn er an die Schulstunden dachte, die vor ihm lagen. Er unterzog sich zwar einer Therapie, hatte aber das Gefühl, nicht so richtig weiterzukommen. Er fühlte sich von den Schülern provoziert, machte daraufhin immer die gleichen Fehler und geriet manchmal in Panik bei dem Gedanken, seine Reaktionen nicht mehr kontrollieren zu können. Ich stellte ihm eine

Mit Bach-Blüten gegen Streß

Mischung aus Cherry Plum, Mimulus, Hornbeam und Chestnut Bud zusammen. Die nächste Mischung enthielt aufgrund der Gespräche über seine Kindheit und seine Erinnerungen an die Schule Star of Bethlehem, Gorse, Beech und Honeysuckle. Er berichtete, daß die Arbeit mit dem Therapeuten jetzt viel fruchtbarer sei und er das Gefühl habe, die Lösungen für seine Probleme seien jetzt nicht mehr nur im Kopf, sondern er könne sie zunehmend umsetzen.

Für Kinder wie für Managertypen

Gute Erfahrungen habe ich in den letzten Jahren auch mit Kindern gesammelt, die Schulprobleme haben und z.B. durch die Einnahme von Larch, Cerato, Mimulus oder Centaury mehr Vertrauen zu sich gewinnen und dadurch ihre Probleme besser lösen können.

Eine Patientin ist mir besonders gut in Erinnerung: Sie ist in leitender Stellung tätig, sehr attraktiv, sehr redegewandt. Am Anfang hatte ich Mühe herauszufinden, warum sie überhaupt bei mir war. Nach und nach kamen ihre Einsamkeitsgefühle zutage und die Angst, doch nur verletzt zu werden, wenn sie sich so zeigt, wie sie ist. Erst nach der ersten Blütenmischung, die u.a. Agrimony enthielt, erzählte sie mir, daß sie ein Adoptivkind sei, ihre wirkliche Mutter nicht kenne und eigentlich große Sehnsucht nach ihr habe, obwohl sie nun selbst doch schon über 40 Jahre alt sei. Mit Hilfe der Bach-Blüten, u.a. Star of Bethlehem, Heather, Willow und Gentian, lernte sie, sich selbst immer mehr zu spüren, ihre Probleme anzuschauen und nicht mit Suchtmitteln zu betäuben.

Oft verdrängen wir unsere Probleme so gut, daß sie auch dem erfahrenen Therapeuten nicht auf Anhieb sichtbar werden. Bach-Blüten können die Wahrnehmung der eigenen Schatten- und Lichtseiten erleichtern.

In einem anderen Fall wurde mir von einer Dame berichtet, die sich bei einem Haushaltsunfall mit kochendem Wasser schwerste Verbrennungen am ganzen Körper zugezogen hatte. Danach befragt, wieso von diesen Wunden – teilweise wurde Haut von einer Stelle zu anderen verpflanzt – so wenig zu sehen sei, erzählte sie, daß sie die Narben viele Wochen mit Notfallsalbe behandelt habe und von ihrem Hautarzt fast als medizinisches Wunder angesehen worden sei. Seitdem preist sie die Kraft der Bach-Blüten, wo immer sie sich aufhält.

Bach-Blüten sinnvoll nutzen

Bei einem meiner Vorträge stand am Schluß eine sehr alte Dame auf und bat darum, auch noch etwas sagen zu dürfen. Sie erzählte, daß vor zwei Jahren ihr geliebter Hund überfahren worden sei: Beide Hinterbeine waren gebrochen und die Hüftgelenke schwer verletzt. Der Tierarzt meinte, man müsse das Tier einschläfern, um ihm unnötige Schmerzen zu ersparen. Er war der Meinung, der Hund sei so schwach und so schwer verletzt, daß er nie mehr gesund werden könne. Die Dame berichtete, daß ihr Liebling heute wieder gesund und munter sei, und das verdanke sie den Bach-Blüten, und dabei anfangs vor allem den Notfalltropfen, die sie ihm immer und immer wieder eingeflößt habe. Später erhielt er noch andere Mischungen, bis er schließlich ganz gesund war.

Bei Unfällen helfen Notfalltropfen nicht nur dem Menschen, sondern auch Tieren.

Vor und nach Operationen

Als letztes möchte ich noch den Fall einer Patientin schildern, die mit der Diagnose „Brustkrebs" zu mir kam. In so einem Fall bekommt man die verschiedensten Ratschläge, die einem aber alle nicht die grundsätzliche Entscheidung ersparen, ob man sich einer Operation unterziehen soll oder nicht, ob man der Schulmedizin vertrauen oder sich ganz alternativen Heilweisen zuwenden soll. Schon bei dieser Entscheidungsfindung waren die Bach-Blüten (Scleranthus, Cerato, Larch, Star of Bethlehem) sehr hilfreich.

Meine Patientin entschloß sich zu einer Operation, die zum Glück brusterhaltend durchgeführt werden konnte. Mit Hilfe von Bach-Blüten, Visualisierungsübungen und einer positiven Einstellung überstand sie die Operation und auch die anschließende Therapie hervorragend. Sie ist eine von den Patientinnen, die ich während dieser schweren Zeit seelisch wachsen sehen durfte. Selbst kurz nach dem Eingriff im Krankenhaus hatte sie eine wunderbare Ausstrahlung. Sie ist heute auf dem besten Wege – körperlich und seelisch.

Im übrigen gebe ich jedem Patienten und jeder Patientin, die bei mir in Behandlung sind und eine Operation vor sich haben, vorbereitend eine Blütenmischung, und das mit sehr guten Erfahrungen.

Über dieses Buch

Literatur

Bach, E.: Blumen, die durch die Seele heilen. Hugendubel Verlag. München 1987
Detlefsen, Th./Dahlke, R.: Krankheit als Weg. Bertelsmann Verlag. München 1983
Heinke, D.P.: Sanft heilen mit Bach-Blüten. Südwest Verlag. München 1995
Scheffer, M.: Die Bach-Blütentherapie. Hugendubel Verlag. München 1994

Hinweis

Das vorliegende Buch ist sorgfältig erarbeitet worden. Dennoch erfolgen alle
Angaben ohne Gewähr. Weder Autorin noch Verlag können für eventuelle
Nachteile oder Schäden, die aus den im Buch gemachten praktischen Hinweisen
resultieren, eine Haftung übernehmen.

Wenn Sie an Seminaren der Autorin zum Thema interessiert sind, können Sie
unter der Telefonnummer 089/1234788 oder der Faxnummer 089/1235652
Informationen anfordern.

Bildnachweis

Bavaria, München: 67 (Oscar Poss), 131 (Hans Reinhard); Bio-Info, Ibbenbüren:
59 (Frank), 65 (Bogon), 79 (Grossmann), 115 (Jacobi), 125 (Alberti); Bildarchiv
Paysan, Stuttgart: 109 (Klaus Paysan); Botanik-Bildarchiv Laux, Biberach a.d. Riß:
Titelbild (Einklinker), 61, 69, 77, 95, 103, 107, 113, 119, 133; Die Grüne Foto-
agentur, Bonn: 87; Das Fotoarchiv, Essen: 93, 117, 129 (Andreas Riedmiller),
99 (Thomas Mayer); J. de Cuveland, Norderstedt: 73; IFA-Bilderteam, Taufkirchen:
127 (E. Pott), 101 (Tschanz); Image bank, München: 121 (Hans Wolf); Okapia,
Frankfurt: 63 (Fritz Hanneforth), 71, 89, 91 (Hans Reinhard), 75 (Werner Layer),
81 (R. Förster), 83 (Schacke), 85 (Helbing), 105 (Hans Lutz); Premium, Düssel-
dorf; 111 (Oroin Press); Sebastian Seidl, Altdorf-Eugenbach: 97, 123; Tony Stone,
München: Titelbild (Fond) (Vera R. Storman)

Impressum

© 1996 W. Ludwig Buchverlag in der Südwest Verlag GmbH & Co. KG, München
2., verbesserte Auflage 1996
Alle Rechte vorbehalten
Nachdruck – auch auszugsweise – nur mit Genehmigung des Verlages.

Redaktion: Dr. Alex Klubertanz
Redaktionsleitung: Josef K. Pöllath
Bildredaktion: Barbara Glöggler
Produktion: Manfred Metzger
Umschlag: Hempel/Langkau Kommunikationsdesign, München
Layout: Dr. Alex Klubertanz
DTP/Satz: AVAK Publikationsdesign, München
Druck und Bindung: Westermann Druck Zwickau GmbH

Printed in Germany
Gedruckt auf chlor- und säurearmem Papier
ISBN 3-7787-3519-5

Register

Agrimony 32, 44, 48 f., 51, 53, 58 f., 141
Akne 58, 76, 84, 94
Allergien 80, 120
Anwendungsdauer von Bach-Blüten 136 f.
Aspen 35 f., 38, 44 f., 50 f., 53, 60 f., 140
Asthma 41 f., 68, 72, 88, 120
Atmungsorgane 40 ff.
Autoaggressions-erkrankungen 76, 80, 104

Bach, Dr. Edward 9 ff., 14, 22, 27, 136, 140
Bach-Blüten (Wirkung) 12 ff.
Bach-Nosoden 10
Bauchspeicheldrüse 32 f., 88, 110, 114
Beech 39, 44, 49, 62 f., 141
Behandlung, homöopathische 14
Bewegungsapparat 42 ff.
Blase 36, 72, 92, 122, 128
Blockaden, Lösen von 17
Blut 38 f.
Blutdruck, hoher 39 f., 62, 92, 106
Bronchien 42, 64, 72, 122, 132
Brust 44 f.

Centaury 35, 39, 42, 44 f., 48, 53, 64 f., 136, 141
Cerato 38 f., 46, 66 f., 141 f.
Cherry Plum 30 ff., 34 f., 38 f., 42, 68 f., 137, 141
Chestnut Bud 50, 70 f., 140 f.
Chicory 32, 35, 37 f., 42, 44, 72 f.

Clematis 11, 31, 39 f., 50 f., 74 f., 137
Crab Apple 35, 46, 48, 76 f., 138

Depressionen 15, 23, 72, 98
Dickdarm 34
Dünndarm 33 f.

Einnahme von Bach-Blüten 136 f.
Elm 23, 30, 31, 34 f., 39, 41, 44, 50, 78 f., 140

Galle 32, 68, 72, 86, 98, 108
Gastritis 92
Gentian 32, 45, 80 f., 141
Geschlechtsorgane 44 ff.
– männliche 46
– weibliche 45 f.
Gicht 120
Gorse 38, 44, 51, 53, 82 f., 137, 141

Hahnemann, Samuel 10, 12
Haut 47 f., 58, 64, 92, 106, 124, 132
Heather 23, 31, 33, 44, 48, 84 f., 141
Herz 37 f., 60, 66, 92, 96, 102, 106, 116
Hörsturz 100
Holly 31, 32, 34, 38, 45, 49 f., 53, 86 f.
Honeysuckle 33, 35, 37, 42, 45, 53, 88 f., 141
Hormonsystem 50 f.
Hornbeam 23, 33 ff., 40, 49, 90 f., 140 f.
Hypophyse 50
Hypothalamus 50

Immunschwäche 98
Immunsystem 51 ff., 80

Impatiens 11, 32, 37 ff., 42, 44, 48, 51, 92 f., 137
Infekt, grippaler 14, 41
Intuition 55

Kinder 49 f., 138, 141
Krebs 52 f., 64, 80, 82, 90, 104, 116, 128
Kreislaufsystem 37 ff.

Larch 31, 34 f., 39 f., 44, 46, 48, 53, 94 f., 141 f.
Leber 31 f., 58, 80, 86, 98
Licht und Schatten 57
Lunge 88, 122

Magen 30 f., 64, 68, 74, 78, 84
Meditation 54 ff., 136
Migräne 58, 68, 84, 92, 104, 118
Mimulus 11, 30, 35 f., 38, 40, 44 f., 46, 50, 53, 96 f., 140 f.
Mustard 32, 51, 98 f.

Nervensystem 48 f.
Nichteinmischung, Gesetz der 19
Nieren 35 f., 60, 68, 96, 106, 114, 124
Notfallsalbe 134, 137 f., 141
Notfalltropfen 40, 45, 134 f., 137 f., 142

Oak 31, 40 ff., 44, 51, 100 f.
Olive 38, 41, 44, 46, 48 f., 102 f.
Operationen 78, 142
Organbereiche 29 ff.

Pine 35, 38, 44, 46, 53, 104 f.
Prüfungsangst 140 f.
Psyche 47, 52 f.
Psychoneuro-immunologie 50 ff.

Psychosomatik 21 f.

Red Chestnut 36, 38, 40, 42, 44 f., 53, 106 f.
Rescue-Remedy-Tropfen siehe Notfalltropfen
Rock Rose 35 f., 38, 44, 108 f., 137
Rock Water 30, 33 f., 40, 44, 46, 51, 110 f.

Schlaflosigkeit 14, 66, 90, 126, 130
Schmerzen 62
Schnupfen 41
Scleranthus 34, 40, 51, 112 f., 142
Seelenzustände, negative 14, 20, 23
Star of Bethlehem 33, 35 f., 40, 45 f., 53, 114 f., 137, 141
Sterbeproze· 116
Stock bottles 135
Sweet Chestnut 38, 45, 116 f.

Ursachen von Krankheiten 26 f.

Vervain 32, 44, 49, 51, 118 f.
Vine 32, 44, 50 f., 120 f.

Walnut 37, 42, 46, 51, 122 f.
Water Violet 36, 38, 48, 53, 124 f.
White Chestnut 46, 49, 126 f., 140
Wild Oat 37, 46, 49, 128 f.
Wild Rose 36, 40, 45, 53, 130 f.
Willow 23, 30 f., 34 f., 42, 44 f., 48, 132 f., 136, 141
Wirbelsäule 43 f.

Zähne 30, 78